夜の勤務のサバイバル

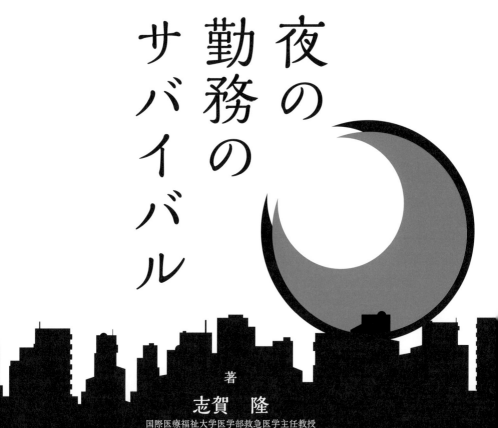

著

志賀 隆
国際医療福祉大学医学部救急医学主任教授

伊田 瞳
医療法人康曜会 プラーナクリニック

かげ

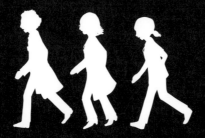

メディカル・サイエンス・インターナショナル

Night Shift Survival Guide
First Edition
by Takashi Shiga, Hitomi Ida, Kage

©2023 by Medical Sciences International, Ltd., Tokyo
ISBN 978-4-8157-3067-3

Printed and Bound in Japan

序文

夜の勤務は尊い仕事です！

「先生は宇宙の摂理を理解していない！」

　夜の勤務をしている救急医の私が患者さんのご家族にいただいた言葉です。ウイルス性の感染症で重症化しつつある患者さんが夜の23時に搬送されました。酸素飽和度も下がりつつあり，入院をお勧めしたところ，ご家族から「ぜひXという薬を使ってください！　もし使ってくれないなら帰宅します！」と強く宣言されました。0時過ぎになっても，さらに救急搬送が続きます。そんななか，科学的な判断についてご説明をしました。ただ，議論は平行線で，いろいろと「それは違います！」と多くのコメントが続きます。「どうしよう！大ピンチだ。。。なんで今晩に限ってこんなにたいへんなんだろう？」と思いました。こういうこと，よくありますよね？　夜の勤務では定期的にピンチがやってきます。とてもたいへんな仕事です。

　もう「夜の勤務なんて嫌だー！」と思うことは私にもあります。ただ，急性期病院で働いている医療職は，社会への貢献の要素もあり，夜に外来や入院に対応することが多いです。私は，困っている患者さんやご家族の助けになる「夜の勤務」はまさに社会の大切なインフラの1つだと思っています。とはいえ，夜の勤務は医療者の「体にも心にも負担」なことも事実です。昼間の勤務はマンパワーや医療資源に恵まれているし，指導の体制も非常に充実していることが多いです。一方で，夜は人手も足りなくなるし，経験のある先輩に囲まれて「安心の勤務」ともならないことも多いです。

　本書では，そんな尊い「夜の勤務」をしてくれている大切な仲間のみなさんを応援したり，お助けしたりできたら！という考えで作成されました。もちろん，科学的な根拠に基づいていますが，経験豊かな3名の臨床家・ツイッターラーのコラボレーションというカタチをとりました。MEDSiの佐々木さんという素晴らしいプロデューサーのもと，睡眠の専門家のDr. Hitomi，看護の専門家のNs. かげさんと一緒に，救急医の志賀が執筆しています。

　内容としては，「夜勤でのコンディションをよくするためにどのように準備をしたらいいのか？」というところから，睡眠についてのPART 2，「夜の勤務のチームワークは？」，「夜中に患者さんが急にいなくなったらどうしたらいい

の？」，など多岐にわたる実践的な内容です。

　1人の執筆者だけの意見にならないように多くの項目に他の執筆者が互いにコメントを入れるようにしています。1冊の本なのに3人のエキスパートの意見を学ぶことができる優れものの本になっています。尊い「夜の勤務」に臨まれる全国の医療者のお悩みの解決や助けになればと思います。

　どうぞよろしくお願い致します。

志賀　隆

序文

このたびは，本書をお手に取ってくださりありがとうございます。この場を借りてご挨拶させていただきます。

この本を手に取られた皆様は，どのような困りごとのために手に取られたか……。おそらく，「患者さんにまつわるお困りごと」，「自身にまつわるお困りごと」の2パターンがあるのではないかと想像いたします。

睡眠医療は数ある医学分野のなかでも，突出して患者さんを守ること，自身を守ること，の両輪から役立つ分野であると考えております。

申し遅れました。私は現在，埼玉県のクリニックで睡眠外来をやっております，伊田と申します。他の2人の先生方に比べて，誰アナタ(?)状態で，たいへん恐縮です。

今回，志賀教授から「当直や夜勤中の医療従事者の睡眠のとり方について執筆してほしい」と熱いお願いを頂戴し，僭越ながら執筆に参加させていただきました。

睡眠外来には，多くの若い方がいらっしゃいます。彼らの睡眠にまつわる困りごとは，多くの場合，ご自身の仕事や学業と密接に関係しているのです。きつい3交替制の勤務や車内での寝泊まりを含む長距離運転，法の目をかいくぐった長時間残業……。彼らに，ご自身の勤務状況が睡眠に悪影響を与えていると説明するたびに，同業の労働体制について思いをはせざるをえませんでした。

今回，このような形で，当直・夜勤をこなす皆様の健康のお役に立てるであろうことをたいへん嬉しく思います。本著が，労働者たる医療従事者を危険にさらしながら成り立たせている今の医療，特に，救急医療体制に一石を投じるものになることを願っております。

伊田　瞳

序文

はじめまして。看護師のかげと申します。普段は総合病院の急性期病棟で看護師として働いています。

そして，2年前に救命救急センターに所属していたときには1か月あたりの夜勤が8回でした。周りの友人からは夜勤ができるなんてすごいと言われたりしましたが，私は夜勤がとても苦手です。勤務表が出たときは夜勤の回数，曜日，メンバー，役割（スタッフなのか，リーダーなのか，初療担当か…）を確認し，夜勤前は少し憂鬱な気分になっていました。なるべく日勤がいいな…といつも思っていました。そのような気持ちになったりしても，医療や看護を行うことに興味はあったので，試行錯誤しながら今では新人やほかのスタッフをフォローしながら働けるようになりました。

またSNSでは匿名で医療関係のイラストや仕事について発信をしているのですが，新人看護師や業務リーダーを行う4・5年目から夜勤中の仕事の相談を受けることがあります。夜勤は睡眠リズムの変動やスタッフが日勤よりも少なくなり業務や責任が増大する，スタッフとのかかわりへの不安から精神的なストレス，疲労や体調不良になるなど夜勤を行うことへのアドバイスを求める声が聞かれました。本書では，自分の夜勤の経験や相談をもとに先生方や，編集さんと協力し，夜勤を少しでも安心して行うために必要なことが書かれています。

私が3年目の頃に尊敬している先輩が夜勤について話をしてくれました。

「入院している患者さんの夜の時間帯は休息をするために最低限の治療や検査になる。1日のなかで実は最も患者さんが日常生活に近づく時間になる。医療者として患者さんの日常生活に近い状態を知り，安全に快適に過ごせるようにも考える夜勤帯は，とてもやりがいがある。」

夜勤帯はさまざまなことが起こり，本書のタイトルのようにまさにサバイバルです。サバイバルでも，時に楽しい時間やほっとする時間がつきもので，忙しい・たいへんになったとしても患者さんを知ることを忘れないでいたいものです。

　一緒に本書をつくってくださり，また医学書を匿名で執筆させていただくことを受け入れてくださった志賀先生，伊田先生，メディカル・サイエンス・インターナショナルのみなさま並びに書籍担当編集の佐々木様にこの場を借りて厚く御礼申しあげます。

　この本は夜勤・当直を行う医療者のためにつくられた本です。
　ぜひ本書を読んでいただき，夜の勤務が少しでも前向きになることを願います。

かげ

著者紹介

志賀　隆　Twitter@Taksugar

国際医療福祉大学医学部救急医学 主任教授。
2001年 千葉大学医学部卒業。2003年 在沖米海軍病院，2006年 米国メイヨークリニック 救急レジデント，2009年 ハーバード大学マサチューセッツ総合病院救急部医員兼シミュレーション教育フェロー。2011年 東京ベイ・浦安市川医療センター 救急科部長を経て，2017年 国際医療福祉大学医学部救急医学 准教授。2020年より現職。

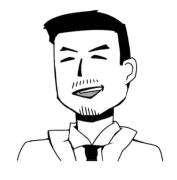

　『臨床実習マスターガイド　基本手技・救急』（日本医事新報社，2022年），『当直ハンドブック』（中外医学社，2021年）等の編集のほか，著作に，『改訂版 医師人生は初期研修で決まる！ って、知ってた？』（メディカルサイエンス社，2021年），『考える ER-SAMURAI プラクティス 改訂第2版』（シービーアール，2020年），『看護の現場ですぐに役立つ 救急看護のキホン』（ナースのためのスキルアップノート）（秀和システム，2020年）などがある。MEDSi では、『ER・救急 999 の謎』などを執筆・監修。

伊田　瞳

医療法人康曜会 プラーナクリニック。
2012年 昭和大学医学部医学科卒業。昭和大学医学部内科学講座呼吸器アレルギー内科学助教を経て 2020年より現職。

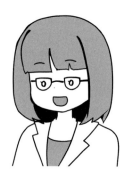

　医学博士，日本呼吸器学会認定呼吸器専門医，日本睡眠学会専門医。

　著作に，『子育てで眠れないあなたに 夜泣きドクターと睡眠専門ドクターが教える細切れ睡眠対策』（KADOKAWA，2021年）がある。

かげ　Twitter@877_727

看護がとても苦手な看護師(?!)。現在は都内の総合病院の急性期病棟に勤務している。日々の勉強ネタやイラストを公開している Twitter はフォロワー数 6 万人を超え。月刊誌『プチナース』,『エキスパートナース』Web で連載をもつなど，医療系イラストで活躍中。

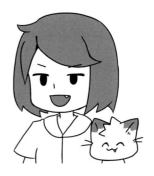

　3 学会合同呼吸療法認定士，保健師，終末期ケア専門士。

　著作に，『かげさんの イラストで学ぶ 心電図と不整脈めも』(南江堂，2021 年)，『かげさんの実習おたすけノート』(照林社，2021 年)，『ホントは看護が苦手だったかげさんの イラスト看護帖〜かげ看』(永岡書店，2019 年)などがある。

目次

PART 1

夜の勤務チーム

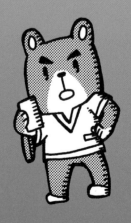

PART 1
夜の勤務チーム

夜の仕事が始まる前に気をつけること

Dr. 志賀

「お疲れさまでした！」と当直を終えたつもりが……「○さん，ちょっといいですか？」とビクッとする上司の掛け声で，疲労困憊のなか，「どしーーん」と沈むようなフィードバックを受けた，そして，ますます疲れて家に帰った。そんな経験，みなさんにないですか？

　ということで，まずはじめに，夜の仕事が始まる前に，やるべきことです。

ヒトコト
当直の夜は戦場です。その勝負は勤務の前から始まっています。十分な睡眠，準備をしておくことがどのような勤務になるかを左右します。

キーポイント
・食料・飲料などを翌日の朝の分まで用意しておくことが望ましい
・前日の夜には十分な睡眠を，日中の業務は当直に備えて早め早めに済ませる
・どのようなメンバーと一緒の当直をするかを把握しておくことが成功の鍵である
・何ができるかできないかの把握が重要である
・限界と思ったら助けや助言を院内，院外に求めよう

よい準備のために

人によって夜の勤務の前のルーティンは違うと思います。ただ，自分なりのルーティンはもっておいたほうがよいでしょう。私は，朝は普通に起きます。午前中は，メールの返信などあまり集中して頭を使うような作業は控えています。昼食を食べた後に 13 時頃からぬるいお湯でシャワーを浴びます。その後，13 時半から 15 時過ぎまで仮眠をします。そして，15 時半前に覚醒して 16 時からの夜勤に備えるようにしています。私は，カフェインをとることによって睡眠の質が悪くなってしまうので，カフェインを飲むことは年に 2 ～ 3 回くらいしかありません。

夜が始まる前の準備

夜間は誤診リスクの宝庫です。診察中に患者さんが運ばれてきて，中断を余儀なくされることもありますし，酔っぱらい，病棟で暴れる患者さんなど通常の状況にない患者も多いです。そのため，夜に仕事をするみなさんは平常心を保てるよう準備しておく必要があります。まず食事をとり，排泄をきちんと行って体調を整えておくことが大事です。そのうえで，自分の機嫌がよいのか・悪いのか，疲れは大丈夫か？，といった感情や体調を客観視する必要があります。病棟業務も当直業務に入る前にきっちり終わらせ，引き継いでおくことが重要です。

備品

当直時の備品は非常に重要です。使いたいものが揃っていないと，平常心を失い，トラブルにつながります。聴診器，書きやすいペン，印鑑，手指消毒のアルコール，そして薬剤や教科書などの情報満載のスマートフォン。そして，見落としがちなのがペンライトやハサミ。先輩のものを参考に自分の「ポケット七つ道具」をつくり上げる必要があります。

仮眠室・休憩室

仮眠や休憩のお部屋には十分な飲料・食料をもっておいたほうがよいでしょう。また，アイマスク(私には必須です)であったり，歯磨きやマウスウォッシュなど自分の衛生のために必要なものも部屋にセットしておいたほうが安心です。とにかく，夜の仕事における仮眠時間は短いので，「スキあらば食べる・寝る」ことが大事です。夜の勤務中はダイエットよりもしっかり食べて幸せな夜の仕事人でありたいですね[1]。

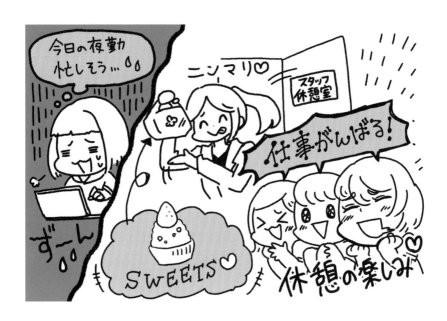

チームの把握

また，誰が一緒に当直していて，誰がオンコールなのか。看護師やその他のスタッフも含めた「布陣」を把握し，「その夜に何ができて，何ができないのか」を整理しておくと仕事がしやすくなります。現実的にはベストな医療はその夜の当直チームによって決まるものであり，限界と思われた場合には患者の転院を考える必要もあります[2]。

病院の状況把握

一番はベッド状況です。次に手術室，カテーテル室，内視鏡室。加えて，透析体制も把握しておきたいですね。人員が不足している医師の部門や看護師の部分などがあるならば知っておきたいところです。「患者さんのためにできることをすべて！」というのが理想ですが，実際には現実とたくさん向き合う必要があります。

限界だと思ったら……

限界と思ったら，看護責任者や院長代行の先生がどなたか？，を把握しておいて相談にのってもらいましょう。自分では考えつかなかった解決策，「ここで妥協すべき」という決断について助けてくれます。

　もちろん，院外の上司に相談するのもありですね。どのような場面(ショック，挿管が必要，重要な手技が必要)になった，院外の上司に相談してよいのか？　というのを事前に決めてカードなどにして配ることによって危険なイベントが減るという研究もあります[3]。

　夜の仕事は大変です。日中と違って，できることとできないことが変わってきます。チームの状況・病院の状況に応じて働き方を考えましょう。困ったときには院内・院外に助けや助言を求められるシステムを普段から構築することが，ストレスを減らすことになります。

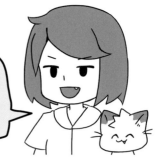

夜間は病院全体の人数が少なくなります。検査室や事務など夜間のみの内線番号がある場合があるので，病院の状況把握をした際に，すぐに連絡がとれるように内線番号を手元に用意しておくと慌てずにすみます。

表 1　当直時の備品リスト

備品	数
・聴診器	1
・書きやすいペン	2〜3
・印鑑	1
・手指消毒のアルコール	1
・薬剤や教科書などの情報が満載のスマートフォン	1
忘れないで！	
・ペンライト	1
・ハサミ	1

※先輩のものを参考に，自分の「ポケット七つ道具」をつくり上げよう！

文献

1. Lurie N, Rank B, Parenti C, et al. How do house officers spend their nights? A time study of internal medicine house staff on call. N Engl J Med 1989；320：1673-7.　PMID：2725617

2. Campbell SG, Sinclair DE. Canadian Association of Emergency Physicians Flow Management contributors. Strategies for managing a busy emergency department. CJEM 2004；6：271-6.　PMID：17382005

3. Arriaga AF, Elbardissi AW, Regenbogen SE, et al. A policy-based intervention for the reduction of communication breakdowns in inpatient surgical care：results from a Harvard surgical safety collaborative. Ann Surg 2011；253：849-54. PMID：21173696

メンバー把握，チーム構成の重要さ

Ns. かげ

ヒトコト

自分と同じ部署・職種の勤務は誰と一緒なのかをチェックすると思いますが，他にも確認しておくことが夜の勤務を少しでも安全に，楽にできるコツです。

キーポイント

- 夜の仕事では，誰がいるのかを確認するだけでなく，関係部署もチームを構成するうえで大切な要素であるため，体制の把握，連携方法（連絡先）を事前に知っておく
- 夜の仕事では，チーム構成としてリーダーとメンバーがいるが，メンバーはフォロワーの役割もあり，その要素が強いため，チーム全員が意識する体制が必要

メンバーを把握すること

職場に到着したら自分に関係ありそうな情報を確認すると思います。当直メンバーが1人でなければほかのメンバーは誰がいるのか，先輩ばかりなのか，人数は足りているのか，後輩を指導するような役回りにあるのか，など思いを巡らせることもあるでしょう。ベッドの空き状況や患者さんの状況を確認して今日は忙しくなりそうだとか，時間に余裕ができそうなので資料作成の時間がとれそうだと自分の夜間の行動を予想して，緊張したり少し喜んだり……。そんな業務開始前の情報確認の前にぜひ「チーム」を意識してみてください。

チームには多職種が含まれる

今日は1人当直だからチームなんてない，と思いがちですが，昼間と違い病院全体の人数，資源が限られています。検査室が動いていない，物品がない，すぐに対応できない，そもそも聞いても「わからない」と返事が返ってくること

もあります。そんな現場では，チームの把握はとても重要になります。

1. オンコール体制
　自分では対応しきれない場合などに相談する上司や他科の体制を確認しておきます。曜日ごとに決まっている場合や1か月ごとに表になっている場合があります。

2. 看護師の構成
　看護師は院内で最も従事している人数が多い職種です。看護師の勤務は施設や部署ごとに違いますが，手術室や看護師を統括する師長が当直をしているほか，病棟や外来では2交替（交代）または3交替で夜勤をしている場合が多いです。2021年の調査では，3交替勤務である施設のほうが多いのですが，2交替勤務をとる施設が年々増加傾向にあります。以下に，日本医療労働組合連合会の「2021年度 夜勤実態調査結果」による看護師の勤務の1例を紹介します[1]。

● 2交替：夜勤が長く働きます。
　・日勤：8：00〜17：00（8時間勤務）
　・夜勤：16：30〜9：00（16時間勤務・休憩2〜3時間）

● 3交替：8時間ずつ均等に勤務をしています。
　・日勤：8：00〜16：30
　・準夜勤：16：00〜24：30
　・夜勤：24：00〜8：30

看護師は勤務交替の時間約30分程度申し送りなどを行うため，上記の境目の時間は人数が多くいるようにみえて業務が乱雑になりやすくなる傾向があります。救急外来から「緊急入院，お願いできる？」と依頼した際に，「はい，すみませんが，17時以降に病棟に上げてください」と少し待たされた経験があるかもしれません。タイムリーに対応できるように外回りを行う役割の看護師もいますが，事故や混乱を防ぐために新たな業務を避けて

います。これは看護師に限ったことではなく，どの職種でも交替の時間があります。連携を行う際には，こういった時間が存在するということを知っておくことが必要になります。

3. 検査室

検査室にも当直や夜勤があり，夜間は人数が少なくなります。カルテにオーダーをしても，日勤のように，待てば患者さんが検査に呼ばれるということは少なく，たいてい夜間緊急用のコールがあります。また，検査の介助に看護師が付き添う必要がある場合もあるため，検査をオーダーしたときに看護師と検査室に検査を行うこと，また，緊急を要するのかを伝える必要があります。そして，検査室に1人しかスタッフがいないことも少なくありません。検査台への移乗などの介助が必要になります。夜間検査している患者さんはいないだろうからと思いがちですが，待つことはないとは限りません。検査へ出床する場合は酸素や必要な薬剤が十分あるかどうか，すぐに検査ができる状態なのかを確かめておきます。

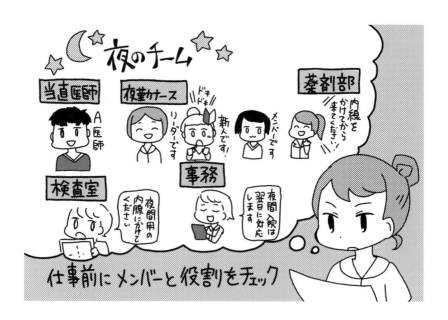

4. 事務職

　　緊急入院や転院など事務当直が関与する場合もあります。外来であれば，会計の案内などは事務職が対応します。いつもいる受付にいないこともあるため，こちらも夜間の対応方法や連絡先を確認しておく必要があります。

5. 薬剤部

　　昼間，薬剤は補充されていきますが，夜間に薬剤が足りなくなることがあります。たいていは看護師が必要な薬剤を取りに行く場合が多いです。薬剤師が当直対応でいる病院もあれば，規模によっては夜間，薬剤師がいないこともあります。自施設の体制をあらかじめ把握しておく必要があります。

チーム構成の重要さ

さまざまなチームが連携して医療が遂行きる大きなチームになる

救急科ではリーダーがいて，メンバーの医師，研修医，看護師が何人かで構成されますが，そのほかに看護師はリーダー，サブリーダー，初療担当者(救急車が来たら医師と一緒に治療を行う役割)，入院担当，外回りを行う業務があります。看護師というチームの一部の人員が救急科のメンバーの一員の役割も担っています。このように，チームにはさまざまな役割の人がいて連携を行っています。

夜の仕事を行うリーダー

チームがあれば，必ずリーダーを確認すると思います。リーダーはメンバーのなかで「いちばん年齢が高い」，「いちばん能力が高い」，「いちばん多くの患者に対応したことがある」わけではありません。夜間という限られた人員のなかから，組織の基準に従ってリーダーが配置されます。したがって，リーダーは環境による要素が強いのです。

　リーダーと聞くと，メンバーを率いて進んでいくようなイメージがありますが，実際には，チームの状況から何ができるのかを代表して把握する意味合いが強いのです。また，リーダーでない要素としてフォロワーがいます。ここで

11

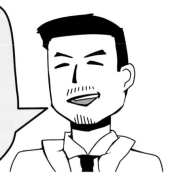

夜勤のメンバーといえば，自分の関係する部門のところに目が行きます。ただ，「デキル夜勤の医療職」は，今晩の他部門のどこがツヨイ，ヨワイも把握しています。よくチームで問題になるのはツヨイところではなく，ヨワイところだといわれています。病院全体のチームの特徴を把握して，リーダーを中心に互いに状況を共有・把握して，「リソースの少ない夜を乗り切る」ことができるといいですね。「フォロワーシップってなんだっけ？」もご参考に

話しているメンバーのことを指します。メンバーはフォロワーであり，リーダーを常にフォローしていく必要があるのです。「リーダーがいるから大丈夫」ではなく，リーダーをフォローしていく役割をもっていることも念頭に入れておきましょう。

文献

1. 日本医療労働組合連合会．2021 年度 夜勤実態調査結果（http://irouren.or.jp/research/1306737b6bf806aad9b60462c4f0f172e1fac731.pdf）．閲覧日：2022/6/9

2. 坪谷邦生．図解 人材マネジメント入門 人事の基礎をゼロからおさえておきたい人のための「理論と実践」100 のツボ，ディスカヴァー・トゥエンティワン，2020 年．
3. 野田智義，金井壽宏．リーダーシップの旅：見えないものを見る〜，光文社，2007 年．
4. 岩田健太郎．コンサルテーション・スキル Ver.2：「選択肢」から「必然」のチーム医療へ，南江堂，2020 年．

夜の申し送り(電話)で気をつけること

Dr. 志賀

「○○先生に電話で相談しましょう！」と研修医や看護師の同僚に伝えたところ，「え！？　私が電話をするのですか？」という返事をもらったことはないでしょうか？　私はあります。「確かに，電話をかけるっていろいろと考えるけど，電話が苦手な人はけっこう多いな」と思いました。1つの要因として，テキスト情報でやりとりすることが，友人間，家族間，あるいは学校や職場でも増えている昨今において，電話をかける機会が減っているのかもしれないという点です。実際，日本全体の電話の回数は減っているようです。

　総務省のサイトでは，
・平成27年(2015年)：通信回数883.7億回，通信時間3372.4百万時間
・令和元年(2019年)：通信回数741.8億回，通信時間2925.0百万時間
となっています[1]。

　これは人口が減っているだけの問題でなく，電話自体が減っていることになるかと思います。

ヒトコト
簡潔にでもゆっくりと，要点を繰り返して申し送ることをオススメします。

> **キーポイント**
> ・電話先の相手もマルチタスクをしていることを像する
> ・短めのプレゼンテーション→質疑につなげるほうが好まれる
> ・SBARを使って話すことが推奨される

表2　SBARを使って話す

・状況(**S**ituation)
・背景(**B**ackground)
・アセスメント(**A**ssessment)
・提案(**R**ecommendation)

医師への電話申し送りの難しさ

いつかけたらいいかわからない

相手が何をしているのかなかなかわからない。外来中，手術中，カンファレンス中など医師はいろいろと忙しいため，相手が忙しいときにかけてしまって，気分を害されないかを気にするところです。電話に出られるときしか出ない，という先生もいますが，多くの医師は「要件の緊急度がわからないため，ひとまず電話を受ける」と思います。そのため，相手が通話に応じたら「ありがとうございます。今，お電話大丈夫ですか？」という気遣いが必要なことも多いですね。

部長先生や偉い先生にいきなりだとちょっと……

というのは私もそうです。少し手間がかかりますが，先輩にその先生へのコミュニケーションのスタイル（要件をすぐにいったほうがいいのか，前置きが必要なのかなど）を教えてもらうのがよいと思います。外来の看護師さんであれば，合間に医師にメモをみてもらうようにして「医師の都合のよいタイミングに情報が入る」ようにすることも1つの方法かもしれません。

相手の状態や機嫌は予想できないこともある

病院で半年くらい働いていると，「今日，○外科は手術日だから，手術室の看護師さんに伝言しておこう」，「○内科の外来担当はあの先生だから，電話をかけるよりも外来の看護師さんを介してメッセージをしてみよう」などと考えられるようになるかもしれません。

　ただ，どんなに考えても相手の機嫌や状態がわからないこともあります。通話をしていて，相手が慌ただしいようだったり，機嫌がよくないと思われる際には，いったん「のちほどにしましょうか？　30分後がいいですか？」と，タイミングを再設定することも必要になることがあります。

通話が始まったら……

下記のようなフォーマットで相談します。

●自己紹介：自分の名前と所属を言う

●お礼の言葉：お忙しいところありがとうございます，など

●タイミング：今，お時間大丈夫ですか？

●目的：転倒患者さんの CT 撮影の相談です。

●結論を早く：78 歳の男性が病棟で転倒しました。高齢であり，ワルファリン内服中の方のため，頭部 CT など必要かと考えております。

　（早い場合は，ここで医師から質問があったり，いったん終了になります）

●経過：必要に応じて，詳細なプレゼンテーションに移る。入院理由，入院経過，最近のイベントなどに対応できるように準備しておきましょう。

※多くの場合，プレゼンテーションが長くて困ることが多いようです。

電話がうまくいくのは普段からのコミュニケーションのおかげ

病院で働いていると，互いにお願いしたり，お願いされたりすることが多いですよね。救急医の我々も同じです。「この前はかかりつけ患者さんの対応ありがとうございました」，「先生方のおかげで重症の患者さんが手術に至りました」などお声がけいただけるととても嬉しいものです。ということで，電話で

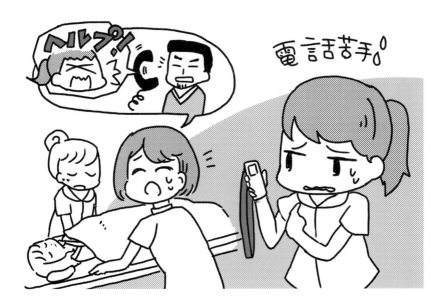

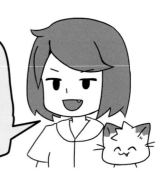

医師に連絡をすると，ちょうど処置中やIC中のことがあり，側にいる別の先生や介助の看護師が「○○先生の電話です。手術中です」と電話口に出ることがあります。急に違う人の声が聞こえてきて驚くこともあります。今伝えたほうがいいのか，時間をおいてもいい案件なのかを考えてから電話をかけることで冷静に対応できます

お願いして対応してくれた先生に，院内ですれちがったら，「先日は虫垂炎の手術ありがとうございました。術中所見いかがでしたか？」と声をかけると効果的です。病院全体でよいチームになれるといいですね。

文献

1. 総務省 > 通信量からみた我が国の音声通信利用状況−令和元年度の利用状況−(https://www.soumu.go.jp/menu_news/s-news/01kiban03_02000695.html)．閲覧日：2022/4/20

多職種とうまくチームワークを築くには？

Ns. かげ

「患者さんへの対応は大丈夫だけど，他科の先生などほかの職種の人とやりとりをするのが苦手」，「1 人で働いていたほうが自分のペースで業務を進められる」という人は少なくありません。病院で働いていると，多職種で連携する場面が多かれ少なかれあります。チームワークがうまくいかないと，業務に支障をきたす可能性もあります。病院では，業務に支障をきたすという状態が患者さんの生命を左右するリスクにもなりかねません。また，患者さんの状態が悪化している，急変のリスクがある，複雑な家庭環境のため退院調整が必要な状態など1人では対応できないことでも多職種がかかわることで，必要な治療やケアを提供することができます。では，実際に多職種とうまくチームワークを築くためのポイントを考えてみたいと思います。

ヒトコト

夜に限らず病院では多職種と連携をとることが重要ですが，チームワークを高めるポイントに「心理的安全性」という言葉があります。「今日の当直 / 夜勤の勤務者で急変対応をするとしたら，自分はどのような動きをするだろうか？」，「今日のメンバーは自分にとって働きやすいと感じるメンバーだろうか？」と想像してみてください。

キーポイント
- チームの心理的安全性を評価する
- 「学習していくチーム」を意識してメンバーとかかわることが大切

心理的安全性とは？

心理的安全性は組織(チーム)のなかでおのおののメンバーが自分の考え・気持ちを発言できる状態です。ハーバード大学のエイミー・C・エドモンドソン教

授は「チームの心理的安全性」という概念を提唱しました。

　自分が勤務のときの先輩，後輩，他職種が意見を交わすことで連携が高まります。入院患者の異常の早期発見につながったり，よりよい治療を選択することができる，治療までの準備や処置の短縮につながる，といったいい影響があります。多職種とチームワークを築くポイントとして「心理的安全性」を高めることを意識していくことが大切です。

心理的安全性が低い職場で起こる問題とは？

逆に，チームワークがうまくいかない状況とはどういうものでしょうか？　エドモンドソン教授はスピーチフォーラム "TED" で，「心理的安全性を損なう要因と特徴行動」について紹介しました。心理的安全性が低くなる原因として，対人関係について4つの不安があるとしています。

1.　無知だと思われる不安(Ignorant)

「こんなことも知らないのかと思われないか」と不安になり，わからないことや確認したいことがあっても質問しづらくなる

患者さんの創部が腫れているとナースコールがありました。確かに赤いような気がします。夜勤帯なので当直の医師へ電話をすることになっているので，報告したいけれど，「これくらい，手術後ならよくあること」と言われそうで電話ができません。

2．無能だと思われる不安(Incompetent)

「仕事ができないと思われるのでは」と不安になり，失敗を認めなかったり，報告しなくなる

ドレーンの排液がいっぱいになって床に広がってしまいましたが，前回の勤務でもドレーンをクランプしたまま退室しようとして注意されたばかりなので，患者さんの担当を外されるかもしれない……。と思いながら1人で床を掃除していました。

3．邪魔をしていると思われる不安(Intrusive)

「話の邪魔をしていると思われないか」と話をする際に不安になり，提案や発言をしなくなる

カンファレンス中にA先生とB先生が現在の部署の問題について話し合っていましたが，なかなか話が進みません。以前いた部署でも同じことがあったな，と思いましたが，話に割り込んで「他部署とウチは違う」と言われてしまったらどうしようかと思い，ずっと黙って座っていました。

4．否定的だと思われる不安(Negative)

「否定的に捉えられるのではないか」と不安になり，現状の批判をしなくなったり，意見があっても言わなくなる

患者さんの抑制カンファレンスで，Aさんから抑制の追加と眠剤の増量をする案が出ました。輸液を日中だけにして夜間の点滴をなくすことで抑制を減らせるのではないかと考えましたが，Aさんの意見に賛成という雰囲気になったので否定してしまうようで言い出せませんでした。

　チーム内では，これらの要素がメンバーの発言や行動を左右します。心理的安全性が低いチームでは，これらの不安が高まり，「他のできるメンバーに任

せて自分は何もしない／言わないほうがマシだ」と，必要なことでも発言や行動をしなくなってしまいます。そうすると，チームワークを築くことができません。意見が言えるのは一見チームワークが築けているように見えますが，意見があるのにほかの人の発言に同意するだけだったり，肝心な報告をしない場合もあります。その背景には，これらの「心理的安全性を損なう要因と特徴行動」における対人関係の不安が関与しているのです。これらの不安をおのおのが解決していくことでよりよいチームを築くことができます。

チームワークを築くには「学習していくチーム」であること

では，よりよいチームワークを築いていくためには，実際にどのような働きをしたらいいのでしょうか？

　心理的安全性はチームワークに必要であることを述べましたが，心理的安全性が高いチームはどのようなものであるかというと，「学習ができるチーム」であることです。常に意見が交わされたうえで生かすことができるチームは，他者の意見を生かし，連携が高まることでパフォーマンスも上がります。夜勤／当直帯では，少ないチームで緊急性の高い患者さんの疾病という医療の課題に取り組みます。もちろん，あらかじめ急変対応などのシミュレーションを行うこともありますが，それ以外では常におのおのが知識を持ち寄り，すり合わせて行動します。相手の発言を聞いて学習する姿勢がチーム内にあると，対人関係の不安を超えて行動することができます。

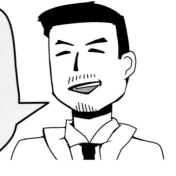

忖度というと悪い言葉のように聞こえるかもしれません。実はスポーツでも，職場でもよい忖度は日常的に行われています。「よい忖度」ができるためには「心理的安全性」，「普段から互いのことをよく知っている」，「リーダーシップ・フォロワーシップ」などが重要になります。TeamSTEPPS（「フォロワーシップってなんだっけ？」参照）などはとても参考になりますよね。学びを深めて「学習ができるチーム」をつくっていきたいですね。

文献

1. TED – Building a psychologically safe workplace | Amy Edmondson | TEDxHGSE
（https://youtu.be/LhoLuui9gX8）．閲覧日：2022/10/24
2. 石井遼介．心理的安全性のつくりかた，日本能率協会マネジメントセンター，2020.

勤務のリーダーはどう振る舞う？

Ns. かげ

夜間の勤務帯ではスタッフが少なく，所属や職種の違うメンバーで構成されている場合があり，リーダーの役割や責任は時に重く感じます。看護師のなかの業務リーダーのBさん，夜間救急の担当のA医師，薬剤師のCさん，検査技師のDさんは，職種や所属は違いますが，同じ勤務帯で働くチームです。リーダーとしてのふるまいについて考えてみましょう

ヒトコト

割り振られたリーダーだけど，本当はメンバーのBさんのほうが経験年数も上で自分よりリーダーに向いているからやりたくないな，と憂鬱になりがちです。リーダーに必要な振る舞いをあらかじめ知っておくことで，割り振られたリーダーの役割に少し気が楽になるかもしれません。

> ## キーポイント
> ・メンバーの経験領域などの背景を把握する
> ・自分と相手の「忙しい」の認識は違う
> ・自分やメンバーの休息がしっかりとれるように調整することがリーダーとして大切

通常業務でのリーダー

本日の夜間の治療はA医師が中心になって行われるためA医師がリーダーになりますが，看護師Bさんは看護師チームのなかではリーダーです。このように，職種や部署ごとの小さい集団が集まり，A医師をリーダーとした夜勤のチームになります。しかしながら，大きな単位のリーダー次第では，小さな単位のリーダーは機能しなくなることがあります。そうすると，たとえば，A医師のところへ数分ごとに違う看護師から電話がかかってくることもあり，パ

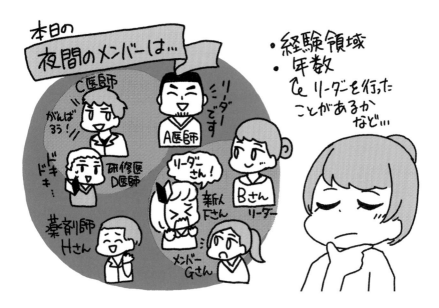

フォーマンスが一気に下がります。この場合は，看護師Bさんがほかの看護師から状況を確認しA医師へまとめて報告し対応を打診することで，リーダーからさらに大きなリーダーへの連携につながります。リーダーは時にメンバーでもあり，連携が必要です。

メンバーの背景を知っておく

「リーダーはメンバーの自主性を尊重し，働きやすい環境をつくることが大切です」。メンバー1人ひとりが最高のパフォーマンスで仕事ができるということは，それだけチーム全体の能力も上がります。新人や異動者，他部署のスタッフが積極的に動き，連携できると，業務にも余裕が生まれ，働きやすい環境になるでしょう。しかし，メンバーの自主性を促進させることは難しいことです。経験年数も多く，知識もあって，周囲から頼られていたスタッフが，ほかの病棟に異動になって，初日で同じように仕事ができるでしょうか？　リーダーとしてメンバーの経験や仕事背景を把握することでフォローすることができますが，職種を超えると難しい状況があります。「よろしくお願いします」と，業務開始時に挨拶をした際に初対面であれば，自己紹介をすることで，メ

ンバーから「本日がこの部署での初めての勤務です」と情報が出てくるようになることもあります。

相手の忙しさと自分の忙しさを一緒にしない

リーダーは，メンバーの仕事の状況を把握し，時に采配することも大切ですが，自分と相手の「忙しい」は違うということを念頭におくことが大切です。忙しいとは休む暇もないくらいやることが多い状況です。しかし，実際に少しでも手を止めると事故が起こりそうなくらいの危機的状況と，昨日の勤務よりはやることが多いけれど緊急入院があっても大丈夫といった状況では，どちらも忙しいのは同じですが状況は全く違います。リーダーとしてメンバーの状況を把握する際は，自分の状況に置き換えると認識が変わってしまい，「A さんがリーダーだとどんどん仕事を押しつけてくる」，「他の人に仕事を振り分けたいのにみんな忙しそうだから自分がやるしかない」とリーダーとしての信頼が得られなかったり，業務過多で苦しくなったりします。リーダーとしての信頼が得られない状況では，チームワークも機能しなくなります。

　忙しいという言葉にとらわれずに，どのような業務や課題があるのか，「同じ時間の点滴の更新が 5 人いますので，30 分は他のことができません」と業務内容，量，時間を把握することで，適切にリーダーとしてメンバーの忙しい状況を把握することができます。

「〜をしているだけ」と業務内容を軽視しない

リーダーはある程度経験年数があり，通常業務にも慣れた人が行います。リーダーとしてスタッフの業務内容を確認した際に，新人スタッフがあれもこれもと混乱しているのを見て，「これくらいでキャパオーバーになっているのか」と思ったり，「1 号室の患者さんの静脈注射をしているだけなのに 15 分も戻ってこない」と自分が忙しい場合はいらだちや不満を感じたりするかもしれません。リーダーとしてのストレスの 1 つとして，こういった他スタッフの業務内容を「〜をしているだけ」と軽視することで，自分のことしかしていない，手伝ってくれない，と不満に思ったり，チームワークが崩れてしまうと感じている部

分があったりします。

　業務の時間や量が増える要因として，スタッフ本人の経験年数などの内部の要因と患者さんや環境などの外部の要因があります。新人スタッフなので準備や手技に時間がかかってしまったり，普段はスムーズに動けるのに体調不良のスタッフがいたり，1言確認したいだけなのに話が長くて10分以上かかって病室から出られなかったり，最近棚の配置を変えたので機材を探すのにいつも以上に時間がかかったりすることがあります。こういった要因は，詳しく話を聞いたり，目の当たりにしていないとわからないものです。そのため，業務内容だけ聞いて「〜をしているだけ」と業務内容を軽視してしまうことにつながるのです。

　「メンバー把握，チーム構成の重要さ」で適切なスタッフの状況把握が役割として大切であることは述べましたが，「〜をしているだけ」と業務内容を軽視せず，業務内容について客観的に評価していくことが大切です。

夜勤では休息の確保が大切

夜勤のリーダーで特に大切なことは休息の確保です。夜勤はスタッフが少ないため，休憩に入るとそれだけスタッフが少なくなるので業務過多になりやすい

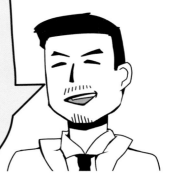

チームのメンバーの業務内容や疲労度を考えることはとても重要です。私も研修医の先生が食事をとれているか？，仮眠をとれているか？　などを気をかけるようにしています。仕事が始まる前に深夜帯を24：00〜04：00までと，04：00〜08：00までに分けて，2名の研修医の先生がそれぞれどちらを担当するかを決めて臨んでいます。なかには夜勤中に研修医が休むべきではないという考えのリーダーもいるかもしれません。もちろん，夜勤のためずっと働いてというのも選択肢とはなりますが，科学的に夜勤中の仮眠が健康に好影響を与えることも知られています。みんなで夜勤の負担を分かち合えるチームをつくれたらと思っています。

ものです。しかし，夜は本来ならば睡眠，休息をとる時間で日勤よりも長い時間の業務になることもあり，心身への負担は大きいため，休息の確保はとても大切です。リーダーはその時々の業務を把握し，フォローしたり，采配しますが同時に休息についても考えることが大切です。

　休息については5ページの「仮眠室・休憩室」を参考にしてみてください。

文献

1. 中山祐次郎(監修)，須藤誠(編集)，メディッコ．現場から学ぼう！　看護師のための多職種連携攻略本，シービーアール，2021．
2. 谷口真美．多様性とリーダーシップ．組織科学 2016 ; 50 : 4-24.

フォロワーシップってなんだっけ？

Dr. 志賀

長く一緒に救急部門で働いている医療職のチームだと「カフの注射器」といわなくても気管挿管後に手を出せばシリンジが出てくることがあります。日本代表のサッカーの試合でも，「右サイドが空いていますよ！　パスがありますから走り込んで！」といわなくても，「自然とボールの受け手と出し手で呼吸が合う」ということがあります。これはともに働いた，練習をした経験から「よい忖度」をお互いにできるようになったチームだからと考えられます。この項で取り上げているフォロワーシップも，ここが大事になります。

ヒトコト
「よい忖度」が生まれるには，「**共通理解**」，「**相互支援**」，「**コミュニケーション**」などを意図的にチーム内に育むことが重要です。

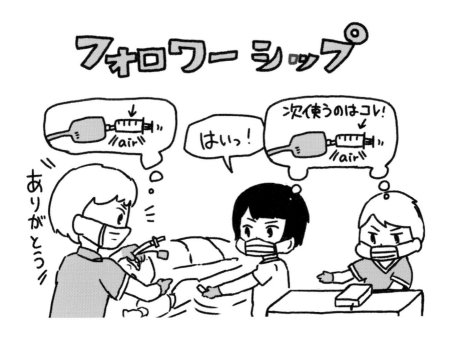

キーポイント
- ・チームの目標提示をなるべく行う
- ・互いの状況を共有して相互支援に務める
- ・ブリーフィング・ディブリーフィングを大事に

フォロワーシップの勉強には，TeamSTEPPS !

フォロワーシップっていわれたって何のことかワカラナイ！という方が多いのではないでしょうか？　医療の現場では，**TeamSTEPPS** がフォロワーシップの代表例です。チームでの**共通の目標**をもって役割分担をしていきます。そのなかで，チームの状況を「**見える化**」して相互支援につなげていきます。大事なのは，明確な目標と役割の分担があるなかでの助け合いです。もし，目標や役割が明確ではない場合には，チームの方向性が明らかではないため「悪い忖度」になってしまう可能性があります。

TeamSTEPPS の 4 つのコア[1]
- ・リーダーシップ
- ・コミュニケーション
- ・状況モニター
- ・相互支援

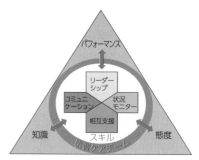

図 1　TeamSTEPPS の 4 つのコア
（文献 4 より）

危機的状況におけるコミュニケーションの原則を理解する

患者さんの生死や予後を決めるクリティカルな判断を，限られた情報や人数で瞬時に行わなければいけない状況は，まさに危機的状況です。具体的には，出産などのある産婦人科領域，手術に携わる外科や麻酔科領域，患者が急変する

救急科や集中治療などです。このような状況で良好なチームパフォーマンスを保つことは，患者の安全および予後のために非常に重要で，そのために，常日頃チームトレーニングをして，よいリーダーシップとフォロワーシップを育てることが必要です。

　コミュニケーション，リーダーシップ，状況モニター，順応性。それぞれに関して考えていきましょう。

コミュニケーション

フォロワーシップの中核ですね。チームで協力するために，チームメンバーそれぞれが明確な意見を積極的に発言し，また一方で，他メンバーの発言を尊重して聞くことが大事であり，このような双方向的なコミュニケーションは「**アサーティブコミュニケーション**」といわれています。リーダーとしては，チームメンバーが発言しやすい雰囲気をつくり，よいフォロワーシップが生まれるようにすることが大事です。ほかにコミュニケーションで大事なキーワードとして，「**明確に**」，「**適切な**」，「**タイムリーな**」などがあります。発言のトーンやタイミングや，ジェスチャーなどの非言語的なコミュニケーションも大事です。

　冒頭の気管挿管の例でも，看護師はチームとして気管挿管の流れを理解していて，シリンジを出しても術者から怒られない自信とチームの雰囲気があったのです。

リーダーシップ

チームを有効に機能させ，よいフォロワーシップが生まれるためにはリーダーが必要です。まず，リーダーに必要なことは，チームに**ゴールや目標をブリーフィング**にて提示することです。また，チームが作業しているときに，「目標に向かっているか？」，「メンバーがタスクにつまずいていないか？」，など全体を把握し，適宜調節していきます。このようなコミュニケーションをしていると，互いをフォローしやすくなります。また，リーダーは人的，物的資源を把握し，最大限に活用しなければなりません。指示を出すことは大事ですが，一方で**自由に発言できる雰囲気**をつくり，メンバーからの情報を有効に聴取することも大事です。チームのタスクが終了後，メンバーにデブリーフィングを

行います。

状況モニター

リーダーだけではなく，よいフォローワーはそれぞれ，個人やチーム全体の状況を観察・把握し，必要であれば積極的に発言し，情報をチームに供給する（メンタルモデルの共有）を行う必要があります。リーダーも含めたメンバーは積極的な発言ができるような環境を整えていきます。観察・把握すべきことには，**患者の状態，個人・他のメンバーの状態，チーム全体の進歩状況**などがあります。

順応性

危機的状況では，物事が時々刻々と変化し，予想しえない方向に向かい，チームとしてプランを変更しなければならないことが十分起こりえます。チームは当初の計画にこだわるのではなく，新たな状況，資源の状態をみて，再計画を行う柔軟性が必要です。また，その柔軟性を各メンバーが個別に行うこと，そしてチーム全体で行う必要があります。

どうやって，チームの雰囲気をよくするのか？

普段からチームの雰囲気を保っておいたほうが，危機的な状況においても助け合えますよね。救急外来の医療安全意識が高ければ，ミスの手前でストップされることが多いことが報告されているくらいです[2]。

　では，雰囲気をよくするために必要な要素は何でしょうか？

　「ハーバード・ビジネス・レビュー(Harvard Business Review)」では，過去の記事で「夢の会社の6つの要素」について解説をしています。

●働く人の多様性がある
●情報が抑圧されたり歪んだりしない
●会社が社員に価値を与える
●会社が意味のある何かに向けて活動している
●仕事にやりがいがある

●ばかばかしいルールがない

以上がその要素です[3]。

　苦しい当直の場で，少しゆっくりな後輩やうっかりタスクを漏らしがちな後輩と一緒に働くこと，得意分野がとても狭い上級医と働くこと，怒りっぽい看護師さんと働くことなど，悩ましいことは多いです。とはいえ，現実は今の仲間とがんばるしかないのです。そのため，**自分自身を柔軟に変えていくこと**と**よい医療を提供する**という信念を両立することが重要となります。「帰宅指示書」，「帰宅時のかきくけこ」などシステムにて解決できる点を放置せず，研修医，部門，病院全体が取り組みを続けてくことが必要となります。

表3　帰宅時のかきくけこ

か	外来予約や紹介：他科や外来主治医に情報共有を
き	帰宅指示書：どんなときに再来すべきか説明しよう
く	薬：痛み止めの提案など忘れずに
け	結果説明：画像や採血
こ	コスト：縫合，シーネなど

（現日本赤十字社和歌山医療センターの東秀律先生による）

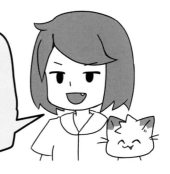

チームで仕事のパフォーマンスを上げるためには，疾患や治療の知識やアセスメントなどの能力があってこそ，行動に移すことができます。相互理解により補うことができますが，日頃から部署の勉強会やシミュレーションを行い，メンバーそれぞれのもっている能力の確認やそれらを高めることが大切です

文献

1. Medsafe.Net>TeamSTEPPS チームのパフォーマンスを高めるコミュニケーションの向上（http://www.medsafe.net/recent/141teamstepps.html）．閲覧日：2022/1/17

2. Camargo CA Jr, Tsai CL, Sullivan AF, et al. Safety climate and medical errors in 62 US emergency departments. Ann Emerg Med 2012；60：555-63.　PMID：23089089

3. Harvard Business Review>Goffee R, Jones G. Creating the Best Workplace on Earth（https://hbr.org/2013/05/creating-the-best-workplace-on-earth）.　閲覧日：2022/1/17

4. 保健医療科学院 医療・福祉サービス研究部（訳・編）. ポケットガイド チーム STEPPS 2.0 ＋：エビデンスに基づいたチーム医療 2.0, 第 16.0 版, 2022.

PART 2

夜勤における睡眠

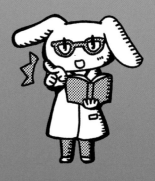

PART 2
夜勤における睡眠

そもそも「よい睡眠」とはなんだろう？

Dr. 伊田

ヒトコト

「よい食事」，「よい生活」同様，「よい睡眠」があります。睡眠について好ましい
方向を知ることはとても重要です！

この項では，視点を変えて，夜勤中の患者さんの主たる状態である「睡眠」につ
いて解説していきます。

　また，夜勤者(睡眠医療上，夜勤をされている方を「交替(交代)勤務者」と呼
びます)である皆さんは睡眠時間をずらしたり，削ったりしながら勤務をされ
ていることになりますので，皆さん自身にとっても非常に重要な話になるはず
です。

　ぜひ，この項は患者さんの健康を守るためだけではなく，ご自身の健康を守
るための情報だと思ってお読みになってください。

　はじめに1つ，皆さんに質問です。

　「よい食事」とは何でしょうか？

　この本を読まれている皆さんは，ある程度，医学について勉強し，トレーニ
ングされている方が多いことと思います。

　ですが，そうでない方であっても，ましてや医学的な知識をもっている皆さ
んであればなおさら，上の質問に2，3の答えは浮かんでくるのではないで
しょうか。

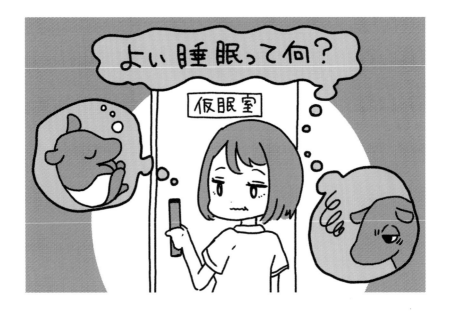

・1日3回の規則的な食事
・野菜はしっかり食べる
・ジャンクフードは食べすぎない
　……
　すべて正しい答えです。

　では，質問を変えましょう。
　「よい睡眠」とは何でしょうか？
　どうでしょうか？
　おそらく，食事の質問のときのようにパッと浮かんでくる方はあまりいないのではないでしょうか。
　何となく，ホテルのような部屋で気持ちよさそうな顔で寝ている人……。そのくらいしか浮かんでこなかった方も多いと思います。
　私たちは，驚くほど「よい睡眠」について学ぶ機会がありません。食事に例えれば，医療系の学校に入る前から知っていたような基本的なことでさえ，私たちは教わらないのです。

　このような，「よい睡眠」を得るために必要な環境や生活習慣……。もっと平たくいうと，よい睡眠の方向性を，睡眠衛生といいます。

　睡眠衛生は，患者さんの健康を守り，夜勤者たる自身の健康を守る，双方に直結する重要な知識です。

　次の項で詳しく解説していきます。

睡眠時間って，どのくらい必要なの？

Dr. 伊田

ヒトコト
睡眠時間は身長と一緒！　6 時間で大丈夫な人もいれば，10 時間必要な人もいます。

キーポイント
・必要な睡眠時間は体質であり，それを変えることはできない
・睡眠時間が 6 時間を下回ると，さまざまな悪影響が出現することが示されている

「自分の睡眠時間，大丈夫？」

私が睡眠を少々かじっている医者だと知ると，多くの方からこの質問をいただきます。たいてい，この質問は「自分は○時間なんだけど大丈夫？」とセットになっています。

　まず私は，「睡眠時間は身長と一緒です」とお答えしています。

　成長に伴って大きく変化していきます。大人になって 140 cm の方もいれば，190 cm の方もいます。

　睡眠時間も一緒で，大人になってから 6 時間で平気な人もいれば 10 時間必要な人もいます。

　そのこと自体は体質であり，おかしなことではありません。

　そして体質なので，たとえば，8 時間睡眠時間が必要な人は，6 時間睡眠で大丈夫なように身体をつくり替えることは，基本的にできません。

睡眠時間 6 時間が分かれ目

統計，つまり何万人，何十万人分のデータの「傾向」をみると，睡眠時間が 6

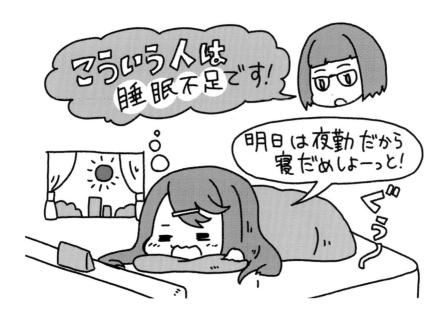

時間を下回ると，多くの健康被害が出現し始めることがわかっています。

　なので，あなたの睡眠時間が6時間を下回っていれば，基本的には危険な状態です。6時間以上とれていても，あなたの体質によっては睡眠が足りていないこともありえます。

　あなたがもし，

・集中力低下や眠気など，何かしらの睡眠不足症状を抱えている

・朝起きられない

・休日はいつもよりたくさん寝ている，いわゆる「寝だめ」をしている

こういう場合は，睡眠時間が足りていません。

　皆さんは夜勤や当直勤務のために，上のような症状が出やすい状況にあります。そうではない人よりもずっと睡眠不足のリスクが高いのです。

　これは自分を守るためにとても重要なことなので，忘れないようにしてください。

文献

1. Covassin N, Singh P. Sleep Duration and Cardiovascular Disease Risk : Epidemiologic and Experimental Evidence. Sleep Med Clin 2016 ; 11 : 81-9.　PMID : 26972035

2. Che T, Yan C, Tian D, et al. The Association Between Sleep and Metabolic Syndrome : A Systematic Review and Meta-Analysis. Front Endocrinol(Lausanne) 2021 ; 12 : 773646.　PMID : 34867820

睡眠にとってよい環境

Dr. 伊田

ヒトコト

睡眠にとってよい環境は，人によって違うものと，ある程度共通の指標がある
ものに分かれています。

キーポイント

・寝具は，基本的に自分の寝心地がよいもので大丈夫。男性は高めの枕，
女性は低めの枕がよい
・その他環境の目安としては，
入浴：入眠 90 分前までに 40 〜 42℃の入浴
室温：13 〜 29℃
湿度：45 〜 55%
音：遠くで人の話し声が聞こえる程度まで（45 dB 以下）

環境を見直してみよう

睡眠時間の次にご質問が多いのは，環境についてです。

●どんな枕やベッドがお勧め？
●お風呂はいつ入るのがいい？
●部屋の温度は？
いずれも，研究によってある程度睡眠をとりやすい環境は示されているので，
ここでまとめてお伝えします。

寝具

寝具については，基本的に自分の好みで選んで大丈夫です。
　椎間板ヘルニアなど，姿勢に制限がある方は，ご自分の主治医に確認してく

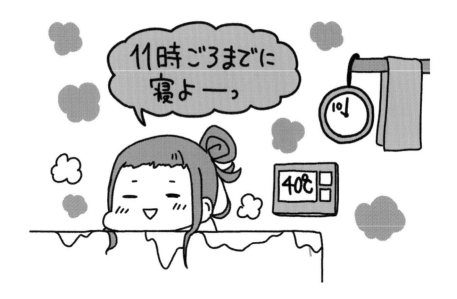

ださい。

　枕は男性は高め，女性は低めのものが相性がよいです。

　細かい話ですが，顔が5度くらい（ほんのわずかだけ！）下を向くくらいの高さがいいといわれています。

　ご自分の枕で試してみてください。

　人は，一晩に20回くらい寝がえりをするといわれています。ご自分で寝がえりが心地よくできるものを選んでみてください。

入浴

お風呂については，季節やお住いの場所，お風呂場の温度によって大きく変わってきますので，一概に温度はいえません。

　だいたい，40 ～ 42℃くらいの温度が推奨されることが多いです。

　大事なのはタイミング。

　お風呂に入って手足が温まると，手足の末梢血管が拡張します。これによって，手足から身体の熱が逃げていきます（放散といいます）。

　これが起こってから90分くらいが，いちばん質のよい睡眠を得られるといわれます。

その他推奨される環境

その他，睡眠の環境については，表1にまとめたものを参考にしてください。

ちなみに，寝室の静かさで推奨されている45デシベル(db)ですが，どのくらいかピンとこない方も多いと思います。

「閑静な住宅街の一角にある駐車場」でも，音の大きさを測ると50デシベルを上回ります。

睡眠には，とても静かな環境が要求されるのです。

そういう意味でも，明るく，賑やかな日中に睡眠をとらざるをえない夜勤や当直勤務をされている方は，注意が必要です。

表1　適切な就寝環境

入浴	40〜42.4℃
室温	13〜29℃
温度	40〜60%
音	45 dB 以下
光	間接照明 暖色灯
寝具	好みでOK！ 男性は高め，女性は低めの枕が相性がよい
その他	ラベンダーのアロマ ホットミルク
音量の目安	52〜53 dB（住宅街駐車場の場合）

（文献1，2，3をもとに作成）

文献

1. 厚生労働省健康局．健康づくりのための睡眠指針 2014 (http://www.mhlw.go.jp/stf/seisakunitsuite/bunya/kenkou_iryou/kenkou/suimin/ から入手可)．閲覧日：2022/4/18

2. Haghayegh S, Khoshnevis S, Smolensky MH, et al. Before-bedtime passive body heating by warm shower or bath to improve sleep : A systematic review and meta-analysis. Sleep Med Rev 2019 ; 46 : 124-35.　PMID：31102877

3. Hume KI, Brink M, Basner M. Effects of environmental noise on sleep. Noise Health 2014 ; 14 : 297-302.　PMID：23257581

睡眠を見よう

Dr. 伊田

ヒトコト

患者さんから睡眠について相談を受けたら，まずは患者さんの睡眠を可視化してみる（＝睡眠相）が重要です。

キーポイント

以下のような聞き方で，望ましい睡眠相と実際の睡眠相を特定する

・今は何時に寝て何時に起きていますか？

・理想は何時に寝て何時に起きたいですか？

・途中で起きてしまいますか？　それは何時頃ですか？　再入眠はできますか？

実践してみよう

皆さんは外来で，あるいは病棟で患者さんから「眠れないんだ」と相談された場合，どう対応しますか？

　正直に申しあげると，私は睡眠医療センターで勤務するまで，このような相談を受けると「困ったなぁ」と思ってしまっていました。

　どうしていいかわからなかったからです。

　何を聞けばいいか，何に注意するべきか，どう指導すればいいか？

　何1つ浮かばず，結局は見知った睡眠薬を処方するのみでした。

　おそらくは皆さんにも，お心当たりがあると思います。

　繰り返しますが，私たち医療者は睡眠医療について系統立って学ぶ機会をほとんどもっていません。

　ですから，皆さんが睡眠についてどうアプローチしていけばいいかわからないのは，当然のことと思います。

　一方で，1日の3分の1を占める睡眠について，医療者が学ぶ機会をもてな

いのは患者さんにとって，皆さん自身にとって非常に残念なことです。

　本書が少しでも，皆さんの診療と健康維持に役立つことを切に願います。

「眠れない」に隠された背景

下のイラストを見ていただくとわかるとおり，患者さんの「眠れないんだ」の背景には，それこそ無数の要因があります。

　まず知っていただきたいのは，このように睡眠の困りごとの原因は無限にあるということです。

　ここで挙げたのはほんの一部にすぎません。

　疾患に起因した睡眠症状であることもありますが，なかには(残念ながら)医学的にアプローチできる範囲を超えたところに原因がある場合も多いです。

　このように，睡眠の症状を覗くということは，しばしば患者さんの生活や人生を覗くことにつながります。

　皆さんの限られた時間で，壮大な情報を引き出し，診断に導くようなことは難しいことも重々承知です。

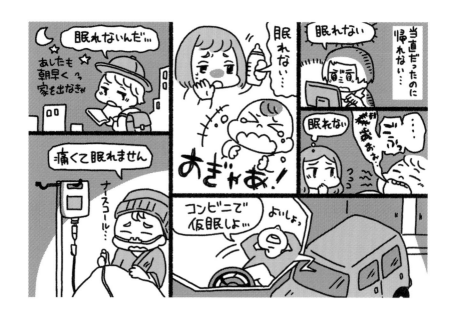

　ですが，まずは「生活や人生すべてに原因が隠れうる」ことを知っていただく
だけでも，少し変わるのではないかと思います。

睡眠相を特定しよう

このことを踏まえたうえで，次に皆さんがとるべき一手は，睡眠を見ることで
す。

　眠れないという訴えを聞いた途端，頭のなかに「入眠困難」，「中途覚醒」など
が浮かぶ方もいらっしゃるかもしれません。

　しかしそれだと，睡眠を見るに十分ではありません。

　聞き方はこうです。

　「あなたは何時に寝て，何時に起きますか？」

　「では，理想は何時に寝て何時に起きたいですか？」

　そうすると，こんなふうに返ってくるのです。

　「午前2時には起きてしまうんだ，その後ずっと眠れない」

　「入院中はやることがなくってね……そういえば，夕飯が終わったらすぐ寝
てしまうよ。19時くらいかな」

　「そうだね……5時か6時くらいまでは寝ていたいね。家では21時か，22
時くらいに床に就いているよ」

　この患者さんは，訴えをはじめに聞くと，中途覚醒にお困りのようにみえま
すが，ご自身の理想とする就寝時間を聞くと，どうやらそれより随分早くに床
に就いてしまっているようです。

　臥床時間が長すぎるか，あるいは睡眠リズムが前倒しになってしまっている
のかもしれません(図1)。

　この可視化された睡眠を「睡眠相」と呼びます。

　こうして，睡眠相を特定することで，患者さんにかける言葉も変わってきま
す。

　「もしかすると，睡眠が前倒しになっているのかもしれません。退屈だとは
思いますが，いつも寝る時間までは寝るのを我慢してみてはいかがでしょ
う？」。

　この質問は，病棟・外来，日勤夜勤にかかわらず睡眠に困っている患者さん

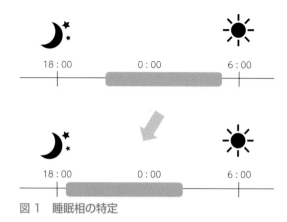

図 1　睡眠相の特定

への最初のアプローチとして広く活用できますので，ぜひ試してみてくださ
い。

文献

1. Morgenthaler TI, Lee-Chiong T, Alessi C, et al. Practice parameters for the clinical evaluation and treatment of circadian rhythm sleep disorders. An American Academy of Sleep Medicine report. Sleep 2007 ; 30 : 1445-59.　PMID：18041479

睡眠衛生を知ろう

Dr. 伊田

ヒトコト

どんな睡眠症状であっても，まず行うべきは「睡眠衛生指導」です。

基本の型はあるものの，目の前の患者さんの年齢やライフスタイルに合わせて

アレンジすることが重要です。

キーポイント

以下の 2 点を中心に指導

①毎日決まった時間に寝ようとするのは逆効果。寝る時間はバラバラで
　OK，起きる時間を一定に

②朝のスマホ使用は OK，夜のスマホ使用はできるだけ控え，使うときは画
　面をできるだけ暗くして

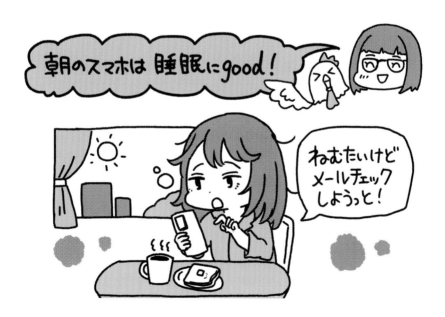

不眠症の治療，はじめにすべきこと

突然ですが，皆さんは不眠症の治療として最初にすべきことをご存じですか？

　こんなことを聞く以上，どうせ睡眠薬ではないのだろうな，と思われたかもしれません(笑)。

　実はそのとおり。

　不眠症の治療は，

・どんなタイプの不眠か？

・どのくらい日常生活に影響を与えているか？

・他に合併症があるか？

・治療が必要か？

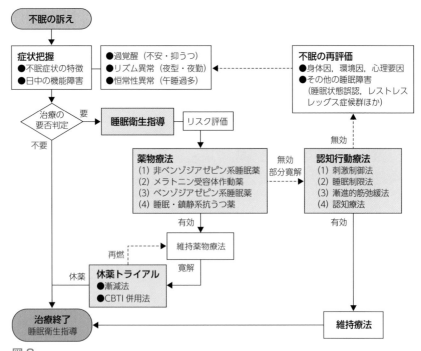

図2
（文献1の図3：不眠症の治療アルゴリズムより）
CBTI ＝認知行動療法

　これらすべてにかかわらず，最初に導入すべきは「睡眠衛生指導」とされているのです。

　ですから，日勤でも夜勤でも，外来でも病棟でも，皆さんが患者さんから眠れないと相談を受けたとき，特に主治医ではない場合の判断は困ることも多いと思います。

　そんなときは，睡眠衛生指導を行うとよいのです。

　カルテにこれこれこんなふうに睡眠衛生指導を施行した，と記録すれば，主治医の先生の助けにもなることと思います。

　そうはいっても，なかには睡眠衛生指導なんて初めて聞いた，睡眠衛生そのものもよく知らないという方も多いでしょう。

　繰り返しになりますが，これは(私を含め)皆さんがトレーニーとして睡眠医療に携わる機会を与えられていないためなのです。

　個人的には，睡眠衛生や睡眠衛生指導について医療者に知識を広めていくことこそが，我々睡眠専門医の最大の責務であると考えています。

睡眠12箇条

さて，話を戻し睡眠衛生についてです。

　「そもそも『よい睡眠』とはなんだろう？」でも説明したとおり，睡眠衛生とは，睡眠についてのよい方向，悪い方向のことです。

　この方向には，睡眠そのものについてのほか，環境や過ごし方，疾患についての知識などが含まれます。

　いちばん代表的な睡眠衛生は，2014年に厚生労働省が作成した健康づくりのための睡眠指針，通称睡眠12箇条です。

　これら12箇条の睡眠衛生項目は，老若男女すべての立場の方に向けての共通の指標となります。

　実際には，ここから目の前の患者さんに合わせてピックアップして指導することが多いです。

　私自身は，年齢や立場を考慮するのはもちろんですが，「意外さ」，「実践しやすさ」を重視して患者さんにお伝えしています。

　医療者から意外なことを伝えられると，患者さんは「お得」に感じてくれま

表2　健康づくりのための睡眠指針2014

睡眠12箇条
1. よい睡眠で，体も心も健康に
2. 適度な運動，しっかり朝食，眠りと目覚めのメリハリを
3. よい睡眠は，生活習慣病予防につながる
4. 睡眠による休養感は，心の健康に重要
5. 年齢や季節に応じて，昼間の眠気で困らない程度の睡眠を
6. よい睡眠のためには，環境づくりも重要
7. 若年世代は夜ふかしを避けて，体内時計のリズムを保つ
8. 勤労世代の疲労回復・能率アップに，毎日十分な睡眠を
9. 熟年世代は朝晩メリハリ，昼間に適度な運動でよい睡眠
10. 眠くなってから寝床に入り，起きる時刻は遅らせない
11. いつもと違う睡眠には，要注意
12. 眠れない，その苦しみを抱えずに，専門家に相談を

〔文献2（厚生労働省）のp.1の表を加工して作成〕

す。知らなかったことを教えてもらえた，と。

　そこでまず，こちらの話に興味をもってもらえます。

　さらに実践しやすい情報であれば，それなら取り入れてもらおうかな，と考えてもらえるのです。

睡眠衛生指導，はじめの二歩

ここでは，私が実際に行っている睡眠衛生指導をご紹介します。

①毎日決まった時間に寝ていますか？

→実はそれは，不眠を助長してしまいます。

　睡眠12箇条では10番目に当たりますが，私はこれを真っ先に伝えています。

　理由は単純に，これを知らない人が多いからです。

　特に不眠に苦しむ方は，睡眠に強いこだわりをもっています。

　そして寝る時間が来たからといって，全く眠気を感じていないのに寝床に入ると，眠れない苦痛に頭を支配され，ますます不眠を助長させてしまうのです。

　睡眠医療の世界では「寝る時間を決める」というのは禁忌なのです。

　寝る時間はバラバラ（眠くなったら），起きる時間は一定というのが不眠治療の鉄則です。

　ぜひ教えてあげてください。

　そして病棟では，これが物理的にできない場合が多いです。

　強制的にベッドの上に寝転がっていなければならないこと自体が不眠を助長させていている可能性は高いと思います。

　御本人の病状上可能であれば，不眠時はベッドから離れ，デスクに座ったりロビーでくつろぐことを積極的に許可してあげてください。

②スマホはいつ使っていますか？

→実は朝のスマホは睡眠にいいんです。明るさを最大にして朝にスマホをいじってください。

　これは相手が若い方ならはじめにこの話題をもっていってもよいかもしれません。

　スマホについてお聞きすると，患者さんは必ず身構えます。説教されると思うのです。

　そこで，朝にスマホをいじると睡眠によい！，と説明すると，患者さんはたいへん驚かれ，そして一気にこちらの話に興味をもってくれます。

　睡眠12箇条では，起床後日光を浴びることが推奨されています。

　これは，日光に含まれるブルーライトが夜間の眠気を作ってくれるからです。

　ブルーライトといえば，スマホやパソコン内に多分に含まれ，問題となっていることが広く知れ渡っています。

　実際には，ブルーライトは絶対悪なのではなく，「夜」浴びてしまうことが問題なのです。夜浴びると，睡眠と覚醒のリズムが夜型になる，入眠できなくなるなどのさまざまな悪影響が出ます。

　朝のブルーライト曝露は，むしろ睡眠覚醒リズムを適切に調節してくれます。

　実際にブルーライトを多分に含む照明器具は睡眠覚醒リズム障害の治療に用いられています。

　流石にスマホの光を治療に用いることはありませんが……。それでも，決して悪いことではないのです。

　この話は，睡眠について興味をもってもらう導入としてよく用いています。

　もちろん，「その代わり，夜間はスマホの使用を最小限にして，明るさはなるべく暗くしてください」とつけ加えるのも忘れないようにしてください。

　皆さんが外来や病棟で患者さんに睡眠についての相談を受けるときは，おそらく時間がとても限られたものとなると思います。

　個人的には，この2項目を指導するだけでも，患者さんの満足度，さらに睡眠症状はぐっと変わるのではないかと思います。

　面白い話が聞けたと喜んでもらえることで，皆さんの睡眠の充実にもつながると思いますので，ぜひ実臨床に取り入れてみてください。

文献

1. 日本睡眠学会．睡眠薬の適正な使用と休薬のための診療ガイドライン（https://jssr.jp/guideline から入手可）．閲覧日：2022/4/18

2. 厚生労働省健康局．健康づくりのための睡眠指針 2014（http://www.mhlw.go.jp/stf/seisakunitsuite/bunya/kenkou_iryou/kenkou/suimin/ から入手可）．閲覧日：2022/4/18

入院患者さんの睡眠に起こっていること

Dr. 伊田

ヒトコト

入院患者さんの睡眠は分断され，深い睡眠が妨害されています。
その要因は環境・医療行為によるものであることも少なくないのです。

キーポイント

以下の点に注意し，環境調整を行う

①患者さんの周囲の騒音発生

②患者さんの周囲の光曝露

③特に，夜間頻尿をきたしうる不適切な医療行為，内服

→まずはこれらの回避を！

入院患者さんの睡眠に影響を与える原因は無限？

患者さんの睡眠に起こっていることを知るのは，実は簡単ではありません。

「睡眠を見よう」で述べたとおり，睡眠にかかわる訴えの背景には無限の要因が隠れているからです。

同じ患者さんでも，外傷で入院中の普段は日常的に夜中まで起きている若年者，長期入院中の認知機能障害のある高齢者……などなど。

すべてを一緒くたに考えるのは，不可能といってもいいかもしれません。

集中治療室(ICU)入室患者の睡眠

ただし，そのような患者さんのなかでも，ある程度状況が似通っていて，原因が似通っているケースが1つ存在します。

彼らには，

①原疾患の苦痛

②環境の妨害

③鎮静薬・鎮痛薬・麻酔の影響

という共通する3点の睡眠障害を引き起こす因子が存在します。

　さらに，睡眠ポリグラフ検査を含めた睡眠の客観的な評価がしやすい……などの物理的要因から，比較的研究がしやすいこともあるでしょう。

　ICU入室患者さんの睡眠は，

①睡眠が分断している

②浅いノンレム睡眠の割合が増加している

③レム睡眠の割合が減少している

という3つの特徴を有しています。

　これは，ICU入室の患者さんだけではなく，さまざまな睡眠疾患，睡眠衛生不良の患者さんにもよくみられる特徴です。

　睡眠を維持することができないため，ある程度睡眠を維持しないと出現しない深いノンレム睡眠やレム睡眠の割合が減ってしまうのです。

　こういった特徴を，睡眠の質が下がっていると説明することもできます。

一般病棟入院患者の睡眠

それでは，一般病棟の患者さんの睡眠には何が起こっているでしょう？

　全員一律で睡眠ポリグラフ検査をするのが難しいこともあり，睡眠のデータについてはICU入室の患者さんほどには揃っていません。

　ですが，大規模なアンケート研究などは行われていて，ここではICU入室の患者さん同様，睡眠の質が落ちていること，睡眠時間が短くなっていることが認められています。

入院患者の睡眠へのアプローチ

まず，ICU入室の患者さんの睡眠については，データ量が十分であることもあり，その対策がガイドラインにまとめられています。

　まずはこちらを参考にするとよいでしょう。

　一方，一般病棟入院患者さんのうち3分の2近くが自身の睡眠症状の原因

表3　ICU 入院患者さんの睡眠への対策

騒音対策	すべてのドアを閉める
	ナースコール・機械のアラーム音の音量を下げる(24～6時)
	スタッフ間で静かに会話する
	耳栓の使用
光対策	集中治療室の中央照明を消灯(24～6時)
	アイマスクの使用
	ケアの際はベッドサイドのできるだけ暗い照明を使う
ケア	不必要な検査・採血を行わない(24～6時)
	適切な鎮静の維持
	適切な疼痛の評価と鎮静薬の使用
	夜間のアシスト／コントロール(A／C)モードの調節換気の使用(24～6時)

(文献1のTable 1を改変)

を,

①スタッフの物音

②他の患者さんの声

③医療機器の音

などによるものと述べていたことは注目に値します。

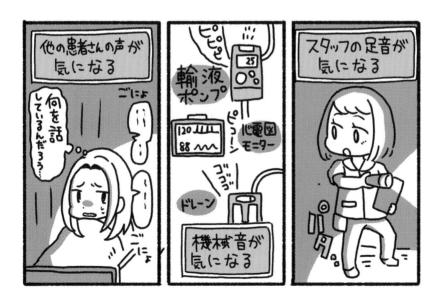

　これは，入院患者さんの睡眠症状は環境調整によって改善できる余地が残されていることを示しています。

　また，彼らが夜間にトイレに立つ回数が増えていることを原因に挙げていたことも特徴的でした。これについても，持続点滴の回避や利尿薬の用法変更により，睡眠症状が改善できる可能性を示しています。特に，持続点滴については，なかなか不眠症状と結びつかず見過ごされることも多い盲点ですので，ぜひ注意して確認してみてください。

文献

1. Seo Y, Lee HJ, Ha EJ, et al. 2021 KSCCM clinical practice guidelines for pain, agitation, delirium, immobility, and sleep disturbance in the intensive care unit. Acute Crit Care 2022 ; 37 : 1-25.　PMID : 35279975
2. Lima RO, Landim MBP, Ferreira LGF, et al. Subjective sleep pattern in hospitalized patients. Sleep Sci 2022 ; 15 : 120-7.　PMID : 35273757
3. Wesselius HM, van den Ende ES, Alsma J, et al. Quality and Quantity of Sleep and Factors Associated With Sleep Disturbance in Hospitalized Patients. JAMA Intern Med 2018 ; 178 : 1201-8.　PMID : 30014139

当直・夜勤者(交替勤務者)の睡眠に起こっていること

Dr. 伊田

ヒトコト

通常の睡眠衛生に気をつけることのほか，交替(交代)勤務特有の睡眠への影響についても注意する必要があります。

> **キーポイント**
> ・交替勤務者の睡眠は睡眠時間が短くなり，不眠が増え，日中の眠気が増えるなどの特徴がある
> ・上記の要因はさまざまであり，背景に長時間労働がある場合，睡眠覚醒リズム障害を合併している場合，日中の睡眠時に騒音や光曝露がある場合には特に注意する

自身の睡眠を守る方法

ここまでは，患者さんの睡眠や指導内容・診療内容についてお話をしてきましたが，ここから先は，逆の立場から読んでいただきます。

皆さん自身の睡眠についてです。

これまでお話してきたとおり，どんな睡眠の症状でも，理想の睡眠相と現実の睡眠相を確認してその違いをみたり，睡眠衛生を整えることは共通しています。

皆さんのなかにも，読みながら「そういえばコレ，自分もやっているな……」と思い当たった方もいらっしゃるかと思います。

これまでに出てきた環境や習慣については，どんどん取り入れていただきたいと思います。

特に，若年であればあるほど，睡眠相は後ろにずれがち，つまり夜更かし，朝寝坊になりがちです。

①自分が寝たい時間に眠気が来ているか？
②休日と平日の睡眠相が甚だしくずれていないか？

　この辺りは注意していきたいところです。もし，できなくなっていると感じたら要注意！

　夜間のスマホ使用や明るい場所での生活，夕方以降のカフェインの摂取などを見直して是正を図っていきましょう。

　ですが1つだけ，皆さんが通常の睡眠指導とは違う点に気をつけなければいけないことがあります。

　もうすでに皆さんのなかにも，「自分は眠くなくて眠れないんじゃなくて，眠くても眠れないんだよな……当直だから」と思われている方がいらっしゃるかもしれません。

　皆さんは「交替勤務者」という特殊な勤務形態を行う労働者に該当します。

　そのため，睡眠についての注意点，指導が，通常勤務者とは少し異なる場合があります。

　ここでは，交替勤務者の睡眠について，詳しくご説明していきます。

交替勤務とは……

交替勤務に明確な数字上の定義はありませんが，だいたい19時から朝6時までに勤務が入り込んだ場合を指します。ですので，いわゆる準夜勤や早朝の出勤を必要とする場合も交替勤務に該当します。

　現代社会では，24時間稼働の産業の需要は高まり続けており，医療従事者のほかにも，清掃業・運搬業・製造業・通信サービスなど交替勤務職は多岐にわたっています。

　日本では，全労働者の約2割が交替勤務に従事していると示唆されています。

交替勤務者の睡眠

交替勤務を続けている人の睡眠はどうなっていくのか？　残念ながら，この点については完全に解明されたわけではありません。勤務の状況や，個人差によ

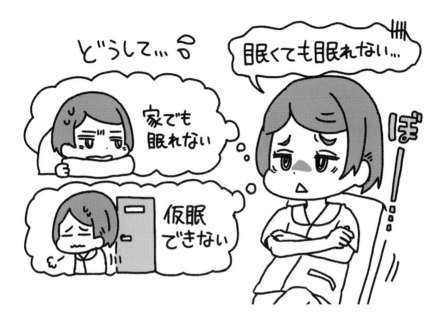

るところも大きいからです。

　ですが，何点か，交替勤務が睡眠に与える影響については明らかになっていることがあります。

①睡眠時間が短くなる
②不眠
③日中の眠気

　一見当たり前のようにみえますが，交替勤務者の睡眠時間が短くなってしまう要因はいくつかあります。まずは，交替勤務の背景に，過剰な労働，長時間労働が含まれていること。労働時間が長すぎて睡眠時間が減ってしまっているのです。

　それから，身体が交替勤務によって「時差ぼけ」を起こしてしまい，眠れなくなっていること。これは睡眠覚醒リズム障害といいます。先ほど述べた「自分が寝たい時間に眠気が来ない」状態になってしまっている人は要注意です。この睡眠覚醒リズム障害の合併がある場合は，単純な環境調整や労働時間調整だ

けではなく，睡眠覚醒リズム障害そのものの治療も必要となります。

　最後に，環境要因です。日中に眠る必要がある方は，夜間に眠る場合以上の騒音や光にさらされます。これは盲点となることが多いです。家族の話し声やカーテンの隙間から漏れる光によって睡眠時間が減ってしまっており，本人もご家族も指摘されるまでそのことに気づかなかった……。そんなケースもよく目にします。

　これらの要因は不眠や日中の眠気を引き起こす要因にもなりますが，一方で，交替勤務者の日中の眠気については，そのメカニズムが完全には解明されていない部分もあります。

　また，ずっと交替勤務によって起こっているものだと思われていた不眠や日中の眠気が，調べてみたら全く別の疾患によるものであった……という逆のケースにも注意する必要があります。

文献

1. 久保達彦．我が国の深夜交替制勤務労働者数の推計．Journal of UOEH, 2014；36：273-6.
2. Wickwire EM, Geiger-Brown J, Scharf SM, et al. Shift Work and Shift Work Sleep Disorder：Clinical and Organizational Perspectives. Chest 2017；151：1156-72. PMID：28012806
3. 千葉茂．交代勤務者の睡眠障害・生活習慣病．日臨 2014；310-6.
4. Härmä M, Tenkanen L, Sjöblom T, et al. Combined effects of shift work and lifestyle on the prevalence of insomnia, sleep deprivation and daytime sleepiness. Scand J Work Environ Health 1998；24：300-7.　PMID：9754862

当直・夜勤の睡眠はどうとる？

Dr. 伊田

ヒトコト

交替(交代)勤務時には交替勤務特有の睡眠衛生を意識します。自分だけではなく，家族や周囲の協力も重要です。

また，交替勤務には労働者の負担を減らすための定められたガイドラインが存在します。

キーポイント

・勤務開始前〜勤務前半には，カフェイン摂取や光曝露を意識，後半にはそれらの刺激を回避
・帰宅以降は遮光を意識し，睡眠をとる。家族の協力も必要
・夜勤は正循環で行い，より短時間，より少ない回数，より長いインターバルが望ましい

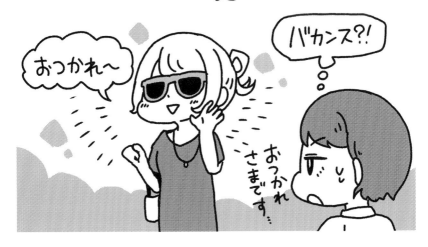

交替勤務者の睡眠衛生

ここから先は，実際にどうやって当直中に睡眠をとっていくべきか，当直明けに気をつけることなどの「実践編」に入っていきます。

「睡眠衛生を知ろう」で示した睡眠 12 箇条のように，交替勤務者に向けての睡眠衛生が存在します。

個人的には交替勤務を従業員に課しているすべての企業は，もっとこの睡眠衛生の周知を徹底するべきだと思うのですが，実際にはほとんどの交替勤務者がこういった睡眠衛生指導の存在を知りません……。

表 4 は，私が実際に外来で睡眠衛生指導を行うときに用いている指標です。

勤務開始前～勤務の前半は，カフェインを摂取したり，明るい場所やブルーライトの曝露を受けるようにします。後半からは逆に，そういった覚醒につながる環境を避けるようにします。

勤務終了後はサングラスをかけて帰宅するなど，特に，光の曝露に注意しましょう。できれば，運転も避けるようにしてください。

また，特に，当直勤務者（普段は日勤メイン）は，睡眠覚醒リズム障害が起きるのを防ぐために，勤務中に少しでも普段と同じ時間帯に睡眠をとることが推奨されます。

これを，「アンカー睡眠」と呼びます。理想は，午前 2 ～ 5 時の間に 90 分以

表 4　交替勤務者への睡眠衛生指導

勤務開始前	30 ～ 60 分の仮眠
	カフェイン 300 mg あるいは刺激物の摂取を考慮
勤務の前半	高照度あるいは青色光の曝露
勤務の後半	精神刺激物を避ける
勤務後	サングラスの考慮
	眠気のある間，運転を避ける
休業日	「アンカー睡眠」
家族の支援	勤務者の睡眠スケジュールの設定に家族を考慮する
自宅	寝室の環境を涼しく，暗く，静かで，すっきりしたものとする
	メラトニンの考慮

（文献 1 の Table 4 を改変）

上の睡眠をとることです。

家族が交替勤務者本人の睡眠に協力することも不可欠です。特に音については，十分に注意してもらいます。

日本では，成人に処方できるのはメラトニン受容体作動薬であるラメルテオンのみですが，特に，交替勤務者が寝たい時間に眠れないなどの症状を有している場合は，よい適応となります。

表5　交替勤務の対策のガイドライン

言及内容	主な内容
①勤務間インターバル	短い勤務間インターバル(勤務間隔)は避けるべき。11時間以上はあけたほうがよい
②勤務の拘束時間	労働負担の性質によって労働時間の長さを考慮するべき。夜勤は短いほうがよい
③連続勤務の制限	できるだけ夜勤回数は減らしたほうがよい
④週末の連続休日	週末に休日が配置されるように
⑤連続勤務日数	交替の1周期は長すぎないほうがよい
⑥交替の方向	正循環(日勤→準夜勤→夜勤)がよい
⑦夜勤回数	最小限にとどめるべき
⑧早出の始業時間	日勤の開始時刻を早めるべきではない
⑨スケジュールの規則性	スケジュールは規則的でかつ予測可能なものに
⑩休息時間を確保する	夜勤の途中で1時間以上。日勤時は労働時間の長さと労働負荷に応じた時間数
⑪勤務スケジュールへの裁量	できるだけ労働者個人の希望を考慮すべき
⑫夜勤時の仮眠	夜勤の途中で連続した仮眠時間を設定する
⑬休日について	仕事から離れるための年休と休日を，夜勤→休日→夜勤のような単発の休日は避けるべき
⑭夜勤後の休息(休日を含む)	2連続夜勤後には概ね48時間以上確保。1回の夜勤後にも概ね24時間以上は確保
⑮連休後の連続勤務	5〜7日の連休後の連続勤務は疲れるので避けるべき
⑯食事	規則的で適切な食事を。適切な食事とは低カロリーで消化のよいもの
⑰睡眠	十分な長さでよく眠れる睡眠を

(文献2のp.348の表11.4.1を一部改変)

交替勤務の対策

また，交替勤務者個人が睡眠衛生について気をつけるだけではなく，より労働者に負担のない交替勤務が各国のガイドラインで定められています。

　この本を読まれている皆さんのなかでは企業側の立場の方は少ないかもしれませんが，少なくとも，より負担の少ない交替勤務の対策が存在することを知っているだけでも身を守る１つの方法となるでしょう。

　ぜひ，参考にしてみてください。

文献

1. Wickwire EM, Geiger-Brown J, Scharf SM, et al. Shift Work and Shift Work Sleep Disorder : Clinical and Organizational Perspectives. Chest 2017 ; 151 : 1156-72. PMID：28012806
2. 日本睡眠学会（編）．睡眠学，第２版，p.348，朝倉書店，2020.

「交替勤務障害」を知っていますか？

ヒトコト

交替(交代)勤務によって生じる睡眠障害は「交替勤務障害」という独立した疾患として扱われます。

交替勤務は健康と安全を確保する面から相対禁忌事項が存在します。

> **キーポイント**
> ・3か月以上，交替勤務に関連した睡眠症状が出現しており，睡眠覚醒リズムの乱れが客観的に確認された場合は，交替勤務障害と診断される。実際には，交替勤務を辞められない場合も少なくないため，スケジュールの見直しや夜勤中の仮眠などによって緩和を図らざるをえない。
> ・基礎疾患を有する場合や通勤に時間を要する，年齢40歳以上などいくつかの条件は相対的な交替勤務の禁忌事項となる

交替勤務の悪影響

残念ながら，多くのエビデンスが，交替勤務による短期的長期的な健康に対する悪影響の出現を示しています。

　睡眠症状が出現するのはもちろんのこと，個人レベル・社会レベルでさまざまな影響が指摘されています。

　交替勤務者の睡眠がもたらす影響のメカニズムについては以下のように推測されています。

交替勤務障害とは？

「交替勤務」ですら耳慣れない言葉であった方が多いと思いますが，おそらく，この「交替勤務障害」という病名は初めて聞いたという方が大半かと思います。

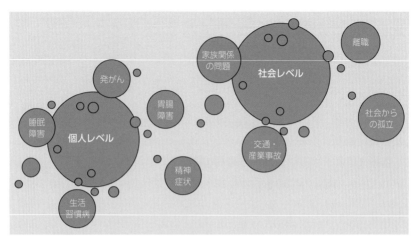

図 3　交替勤務者の睡眠がもたらす影響
（文献 1 をもとに作成）

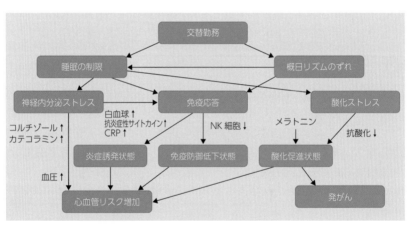

図 4　交替勤務者の睡眠がもたらす影響のメカニズム
CRP＝C 反応性蛋白，NK＝ナチュラル・キラー
（文献 2 の Figure より）

　この項のいちばんの目的は交替勤務障害の存在を皆さんに知っていただくことです。

　なぜなら，皆さんにとってこの疾患は，治療する側ではなく当事者側に立つ

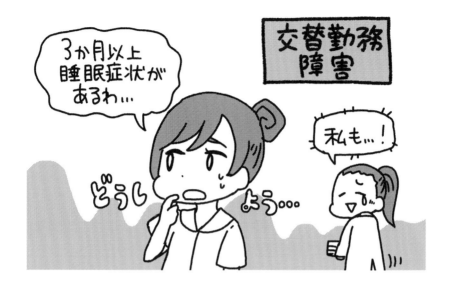

疾患であるからです。

　診断基準をまとめたものもお示ししますが，ざっくり説明すると，3か月以上，何かしら睡眠の困りごとがある場合は交替勤務自体が原因であると疑わなければいけないということです。

　そういわれると，心当たりがある方もいるのではないでしょうか？

　ぜひ，頭の片隅にとめていただき，ご自身や同僚を守るために参考になさってください。

表6　交替勤務障害

A	不眠症症状 / 過度の眠気症状に総睡眠時間の減少を伴っており，普段の睡眠時間に業務時間が被っている
B	3か月以上の交替勤務に関連して症状が出ている
C	2週間以上の睡眠日誌とアクチグラフィーにおける睡眠覚醒パターンの乱れ
D	これらの睡眠 / 覚醒障害が別の睡眠障害，神経学的障害，精神障害，薬物や物質使用，睡眠衛生不良で説明できない

（文献2をもとに作成）

交替勤務の禁忌がある！？

交替勤務障害の存在とともに，皆さんに知っていただきたいことがもう 1 つあります。

　それは障害が定義づけられているだけではなく，交替勤務による睡眠障害をきたしやすい人も定義づけられているということです。

　明確な禁忌事項は，概日リズムの乱れや睡眠の制限が基礎疾患の増悪につながる恐れのある場合です。

表 7　交替勤務の禁忌

交替制勤務の明確な禁忌事項	シフトワークにおける相対的な禁忌事項
○過去 1 年間に薬物治療を要するてんかん発作があった	**健康上の問題** ○中等度喘息
○冠状動脈の疾患，特に不安定狭心症あるいは心筋梗塞の既往歴がある	○うつ病の既往歴がある
○定期的な投薬を必要とする喘息，特にステロイド依存型喘息である	○脳卒中の発作の既往歴があるが，現在は薬物治療を必要とせず，過去 1 年間に発作が起こっていない場合
○インスリン依存型の真性糖尿病（IDDM）（ただし，IDDM の労働者であっても，仕事および非番の日を通じて定期的な食事，運動量，投薬を維持できるならば，夜勤専従者が夜勤につくことも容認される）	○軽い刺激性腸炎 ○クローン病 ○頻発性消化不良 ○不眠症
○多量の投薬を必要とする高血圧	○高コレステロール血症，あるいは高血圧など循環器系のリスク要因。特に喫煙習慣や冠状動脈疾患の家族既往歴がある場合
○薬物の大量使用によって 24 時間周期を変化させること。特に輪番制スケジュールの場合	○著しい時間のずれに対応するために薬物を使用すること
○再発性消化性胃潰瘍	**個人の性格的および社会生活上の要因**
○過敏性腸炎。症状が重篤な場合	○ 40 歳以上である
○慢性うつ病，あるいは薬物治療を要する他の精神疾患	○極端な「朝型」である ○睡眠パターンが厳格に決まっている
○シフトワークの不適応症候群の既往がある	○家族の都合で居住地の移動が多い ○家族に対して過度に責任を負っている ○通勤時間が非常に長い

（文献 4 を改変）

　注目していただきたいのは，相対的な禁忌事項の個人の性格や社会生活上の要因です。これについては，該当する人も少なからずいるようにみえますね。特に，上記が当てはまる方は，ご注意いただければと思います。

文献

1. 千葉茂．交代勤務者の睡眠障害・生活習慣病．日臨 2014；310-6.

2. Faraut B, Bayon V, Léger D. Neuroendocrine, immune and oxidative stress in shift workers. Sleep Med Rev 2013；17：433-44.　PMID：23618533

3. Wickwire EM, Geiger-Brown J, Scharf SM, et al. Shift Work and Shift Work Sleep Disorder：Clinical and Organizational Perspectives. Chest 2017；151：1156-72. PMID：28012806

4. Scott AJ, LaDou J. Shiftwork：effects on sleep and health with recommendations for medical surveillance and screening. Occup Med 1990；5：273-99.　PMID：2203158

5. 内田直．シフトワークによる睡眠障害の問題点と対処法．診断と治療 2015；103：1335-9.

眠気がつらい人に何が起こっている？

Dr. 伊田

ヒトコト

日中の過剰な眠気の診断には，睡眠不足の除外が最も重要になります。

> ### キーポイント
> ・眠気の原因疾患には，睡眠時無呼吸，過眠症（ナルコレプシーや特発性過眠症），薬剤性，精神疾患，その他の身体疾患などがあるが，いずれにしても，睡眠不足の除外が必要不可欠となる
> ・睡眠時間のみではなく，成長やライフスタイルの変遷に伴って睡眠時間の短縮があるか，週末，仕事のない日の「寝だめ」があるかなどで総合的に判断する

眠気とは？

ここから先は，再度診察する側としての皆さんに向けた話に戻していきます。皆さんは今まで，患者さんから「眠い」と相談を受けたことがありますか？

あまりメジャーな自覚症状ではないので，もしかすると，相談を受けたことがない方もいるかもしれません。

本来眠気とは，睡眠を必要とするときに誰もが自覚する感覚です。

症状，つまり困りごととして患者さんが自覚するということは，この眠気が起こってほしくない，睡眠をとれない時間帯に生じているということになります。

そのため，症候としては「日中の眠気」，「日中の過剰な眠気」などと称されることもあります。

眠気の鑑別

特に，日中の過剰な眠気をきたしうる鑑別疾患は，表8のとおりです。

　この表をすべて覚える必要は全くありません。

　気分障害，特にうつ病は，不眠のイメージをもたれがちですが，実は，3割近くの方が過眠症状(眠気や，寝ても寝ても寝足りない感覚)を自覚しています。

　このことは頭の片隅にとめていただくと臨床に役立つかもしれません。

　また，神経学的疾患のなかでも，パーキンソン病と筋強直性ジストロフィーは，特に眠気をきたしやすい疾患であることも覚えておくとよいでしょう。

　パーキンソン病は疾患そのもので眠気が生じることもあれば，薬剤による眠気を認めることもあります。

　この表のなかで最も重要で，皆さんに忘れないでいただきたいことが1つだけあります。

　1つだけです。

表8　日中の過剰な眠気をきたしうる鑑別疾患

睡眠時間短縮	睡眠不足	
概日リズムの障害	睡眠・覚醒相後退障害，睡眠・覚醒相前進障害，非24時間睡眠・覚醒リズム障害など	
睡眠呼吸障害	閉塞性睡眠時無呼吸，中枢性睡眠時無呼吸，睡眠関連低換気障害	
中枢性過眠症候群	ナルコレプシータイプ1，ナルコレプシータイプ2，特発性過眠症など	
薬剤	ベンゾジアゼピン系薬物，抗精神病薬，抗ヒスタミン薬など	
精神疾患	うつ病，双極Ⅱ型障害，季節性感情障害，転換性障害，身体表現性障害など	
身体疾患	脳腫瘍，頭部外傷	
	脱髄性神経疾患	視神経脊髄炎，多発性硬化症，急性散在性脳脊髄炎
	神経変性疾患	パーキンソン病，進行性核上性麻痺，大脳皮質基底核変性症
	抗Ma2抗体による傍腫瘍性辺縁系脳炎	
	遺伝性・先天性疾患	ニーマン・ピック病C型，プラダー・ウィリー症候群，筋強直性ジストロフィー

(文献2をもとに作成)

それは，表のいちばん上にある「睡眠不足」です。

睡眠不足になると，人はひどい眠気が起こってしまうのです。

睡眠不足による眠気の難しさ

「馬鹿にしてるのか」と思われた方のために，ここで，筆者が実際に経験した症例を1つ挙げたいと思います。

> **症例**：40歳，男性
> **主訴**：運転中の眠気
> **現病歴**：自動車教習所の指導員。35歳を超えたころから徐々に職務中の眠気を自覚するようになった。次第に耐え難くなり眠気のため運転がままならなくなった。

睡眠時間を聞いたところ，就床は0時，起床は6時。週末も同じ時間に寝起きしていました。寝る前のスマホ使用やカフェインの摂取などはなく，睡眠衛生は概ね良好です。不眠症状もありません。

早速，終夜睡眠ポリグラフ検査(PSG)を施行しました。

結果は，全くの正常。睡眠疾患を疑う所見は1つもありませんでした。

そこでさらに詳しく睡眠について聴取したところ……。

> 20代までは22時就床，7時起床の9時間睡眠であった。就職後，現在の睡眠相に変遷。当時，週末は朝から夕方まで「寝だめ」をしていた。33歳で第1子が誕生。その後，週末は家族と出かけるために「寝だめ」ができなくなり，週末も同じ時間に寝起きするようになった。さらに，38歳で昇進。管理職になったため，それまで昼休みにとれていた仮眠ができなくなった。

この問診の後，筆者は患者さんの職場に相談し，試験的に残業を一切しない

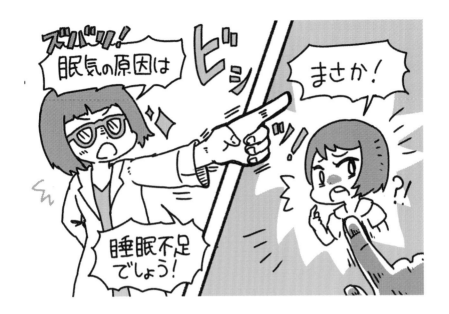

期間を設けていただくことになりました。

　患者さんは毎日2時間ほど早く就床し，睡眠時間も6時間→8時間に延長することに成功。

　1か月後には日中の眠気はほとんど気にならなくなっていました。

　この症例は，睡眠不足の診断が得られた後，職場の理解もあり，きわめて順調に治療につながった例ですが，実際はもっと期間を要することもしばしばです。

　このように，睡眠不足の診断は非常に重要で，かつ難しいのです。

　ありとあらゆる眠気の鑑別で，睡眠不足を除外することが必要になります。

　個人的には「眠気を診たら睡眠不足を疑え」は徹底していくべきことだと思います。

眠気による睡眠不足の特徴

先ほど提示した症例からもわかるとおり，睡眠不足は本人も周囲も気づきづらいことが少なくありません。

　本人から「睡眠が不足している」といわれることはほとんどないため，まずは睡眠が不足している可能性を考えていかなければいけません。

　睡眠不足は蓄積すると，どんどん症状が増悪し，まるでナルコレプシーのような，睡眠疾患と見分けがつかない症状になることも多いです。

　そのため，眠気の強さや症状の特徴で見分けることは不可能なのです。

　睡眠不足を疑う特徴は次の2点になります。

①週末や仕事のない日に「寝だめ」をしている

②ライフスタイルの変遷（若年者であれば子どものときから）に伴い，睡眠時間が短縮している

　どちらかがあれば，睡眠不足を疑うべきです。

睡眠不足治療の難しさ

この項では最後に，睡眠不足治療，特に，実臨床での厳しさについてご紹介します。

　「あなたの眠気の原因は睡眠不足です。睡眠時間を長くすれば眠気は軽減します」。

　口に出すと本当に簡単な言葉です。

　しかし，実際に患者さんがこれを受け入れるのには，しばしば時間がかかります。

　特に，筆者の睡眠外来には，睡眠について本当に差し迫った状況の患者さんが来られます。

　ある意味，彼らにとって眠気の原因が睡眠不足というのは，残酷な結果となります。

　なぜなら，睡眠時間を延長できるならとっくにやっている，仕事や学業のためどうしても睡眠時間をとれない状況がほとんどだからです。

　筆者は外来で，睡眠不足という病名を伝えるときにはできるだけ時間をかけ，慎重にお伝えします。

　内服や手術で治せる類の病ではないこと，睡眠時間を延長するために学業や仕事面であきらめなければいけない場合があること，何を選び何をあきらめるかは，患者さん自身が決めなければいけないこと……。

　そして，学校や職場に理解をいただくことを，医療機関として協力できることもお伝えします。

　そして残念ながら，どうアプローチしても睡眠時間を延長することができない方もなかにはおられます。

　睡眠医療の一側面として，皆さんにも知っていただければと思います。

文献

1. 松井健太郎. 3.特発性過眠症. 日本臨牀 2020；78：383-8.
2. 日本睡眠学会(編). 睡眠学, 第2版, p.573, 朝倉書店, 2020.
3. 駒田陽, 井上雄一；財団法人神経研究所附属睡眠学センター, 他. 4.睡眠不足症候群と眠気. 睡眠医療 2008；2：139-43.

患者さんから「私はナルコレプシーかもしれないんです」と言われたら？

Dr. 伊田

ヒトコト

ナルコレプシーは確定診断・治療に結びつけるために，反復睡眠潜時検査（MSLT）が実施可能な医療機関へすみやかに紹介します。

キーポイント

- ナルコレプシー（や過眠症）は罹患年齢が若く，眠気により大きく社会的損失を受けている場合が少なくない。また，周囲からの理解が得られず，心理的な苦痛も強い
- 現在，治療は対症療法のみであり，処方には適正使用委員会への事前登録が必要
- そのため，治療も含め専門医療機関での診療が必要となる。睡眠学会の認定制度を参考にすみやかに紹介する
- 可能であれば，睡眠日誌記載を指示する

ナルコレプシーとは？

この項では，睡眠疾患の1つ，ナルコレプシーについてご説明します。

　ナルコレプシーは，テレビ番組などで特集を組まれることもあり，病名は聞いたことがある方が多いようです。

　若者が話をしているときに，急にガクっと寝落ちてしまう……。そのイメージの強烈さから，揶揄するような場面でも用いられるのを目にしたことがあります。

　ナルコレプシーについて，少しだけ詳しく話をすると，正確には睡眠疾患のなかで「中枢性過眠症」という大きな疾患群があり，そのうちの1つがナルコレプシーになります。

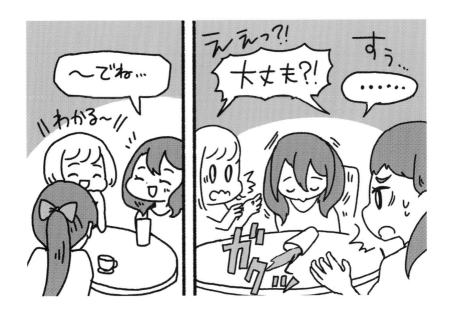

　前の項で説明したとおり，過眠症であっても何の疾患であっても，まずは睡眠不足を否定することがファーストとなります。

　その後は睡眠覚醒リズムの問題や，薬剤や精神疾患，身体疾患による原因を検索し，さらに，終夜睡眠ポリグラフ検査(PSG)で睡眠時無呼吸をはじめとした睡眠疾患を検索し……。それでも該当する疾患がなかったときに，初めて中枢性過眠症の可能性が挙がってきます。

　中枢性過眠症のうちの1つがナルコレプシーで，3か月以上続く耐え難い眠気という主症状のほか，夢や入眠前後のいくつかの特徴的な所見がみられることもあります。

　詳しい説明はここまでにしましょう。

　皆さんには，「ナルコレプシーは診断するまでにかなり手間がかかる」ということを，まず認識していただければと思います。

ナルコレプシーの診断

ナルコレプシーを疑った方に次に行うことは，ナルコレプシーの診断です。

睡眠日誌

年　　月　　　　　　　　　　　ID　　　　　　　　　　　氏名

【記入の仕方】 🔳: ぐっすり眠った時間　🔲あまり眠れなかった時間　◀眠気の強かった時間

日付	曜日	午前 0 1 2 3 4 5 6 7 8 9 10 11 12	午後 13 14 15 16 17 18 19 20 21 22 23 24	備考（薬の使用、体調など）

図5　当院で使っている睡眠日誌

　しつこいようですが，睡眠不足の除外は不可欠です。

　ここで，睡眠日誌という，患者さんご自身で記録していただく睡眠表によっ て，睡眠時間が最低でも7時間(状況によってはもっと)とれていることを確 認します。

　参考のため，当院で使っている睡眠日誌をお示しします。

　さらに，診断のため必要なのが，反復睡眠潜時検査(MSLT)という，日中の 眠気を客観的に計測するための検査です。

　PSGに似ていますが，あくまでも眠気の計測に絞った検査であるため，使 われるモニターの種類が若干異なります。

　MSLTはナルコレプシーをはじめとした中枢性過眠症の診断に必須となって いますが，施行可能な医療機関は，全国で数えるほどしかないのが現状です。

　2022年現在，確実にMSLTが施行可能な機関は下記QRコードのリンク先 のURLの日本睡眠学会専門医療機関リストで確認することができます。

　一見多くあるように思えるのですが，たとえば，筆者が勤めているプラーナクリニックは，埼玉県北部に位置し，隣にある群馬県には専門医療機関が1つもないことから，実質2県の過眠症の診断はすべて当院で行わざるをえない状況です。

　このように，MSLT施行可能な医療機関はほとんどが首都圏に偏在しており，患者さんがアクセスしづらいことが問題となっています。

ナルコレプシーの治療

他の疾患が否定され，睡眠日誌上睡眠時間が十分に確保されていることが確認され，そしてMSLTで，一定の診断基準を満たしていることが確認され，初めて確定診断となります。

　なぜここまで厳密な診断が必要になるか，わざわざ数少ない専門医療機関に紹介してまで検査をしなければならないのか，と疑問に思う方もいるかもしれません。

　もちろん，診断の精度を確保する目的もありますが，ナルコレプシーや過眠症の治療が専門医療機関，専門医の診断を要するからにほかなりません。

　現在，ナルコレプシーをはじめとした中枢性過眠症は，そのほとんどがいまだメカニズムが解明されていません。

　唯一病態が明らかになったナルコレプシータイプ1という疾患についても，根治療法については開発を待っているところです。

　そのため，現行ナルコレプシーをはじめとした過眠症の治療はすべて，対症療法となります。

　現在は向精神病薬であるメチルフェニデート，ベタナミン®（ペモリン），モダフィニルなどが過眠症治療の適応が通っていますが，いずれも過去にはうつ病や交替（交代）勤務障害などの別の疾患に適応が通っており，残念ながら乱用され，社会問題となった過去があります。

　そのため，現在はこれらの薬に対し，非常に厳しい規制が敷かれています。

　詳しい話は割愛しますが，現在，過眠症に対してこういった治療薬を用いる場合は，認定された医師による診断，認定された医師による処方，認定された薬局による受け渡しが必要になっています。

　ナルコレプシーをはじめとした過眠症の患者さんは，現在，専門機関でないと診断も治療も受けることができないのが現状なのです。

非睡眠専門医にお願いしたいこと

ナルコレプシーや他の過眠症は，10代〜30代の若年での発症が特徴です。

　これらの疾患はまだまだ社会的認知度が低く，患者さんはしばしば「居眠り」，「怠け者」と勘違いされ，学業や仕事にたいへんな支障をきたしています。

　学校に通えなくなる，仕事をクビになるなどの社会的損失が大きいのです。

　認知度の低さから発症から数年間診断が得られないこともザラにあり，治療薬の厳しい規制から診断・治療ができる医療機関も数えるほどしかないのが実態です。

　非睡眠専門医の皆さんにお願いしたいのは，ぜひ，紹介を検討していただきたいということです。

　先ほどの睡眠学会専門医療機関なら確実ですが，難しい場合は「過眠症疑い」と病名をつけ，睡眠専門医宛に紹介していただいてもかまいません。

　先ほどご紹介した睡眠日誌をお願いできればベストですが，なくても大丈夫です。

　皆さんの紹介が患者さんの長い人生を大きく変えるきっかけとなります。

　重ねてお願いいたします。

文献

1. American Academy of Sleep Medicine. International Classification of Sleep Disorders. 3rd ed, Darien : American Academy of Sleep Medicine, 2014.
2. 日本睡眠学会．日本睡眠学会専門医療機関 2022（https://jssr.jp/files/list/2022nintei_kikan.pdf）．閲覧日：2022/4/18

3. Lammers GJ, Bassetti CLA, Dolenc-Groselj L, et al. Diagnosis of central disorders of hypersomnolence : A reappraisal by European experts. Sleep Med Rev 2020 ; 52 : 101306.　PMID：32311642
4. リタリン流通管理委員会　事務局 2022（http://www.ritalin-ryutsukanri.jp/）．閲覧日：

2022/4/18

5. モディオダール適正使用委員会 2022（https://www.modiodal-tekiseishiyou.jp/）. 閲覧日：2022/4/18

自分の睡眠を守り，患者さんの睡眠を守る

Dr. 伊田

ヒトコト

睡眠医療に関する知識は，自分の健康を守ることにも，患者さんの健康を守ることにもつながります。

ここまで読んでいただきありがとうございました。

　PART 2でお話したことは，いずれも基本中の基本になりますが，それでも初めてお聞きになったことが多くあったかと思います。

　これは私たちが系統立って睡眠医療を学ぶ機会を与えられていないためです。

　現在，睡眠専門医，あるいは睡眠外来を開いている医師も，元々，循環器内科，呼吸器内科，脳神経内科，耳鼻咽喉科，精神科，小児科などの他の科(主に睡眠時無呼吸との接点がある科)の標榜をもっており，そこから独学で睡眠

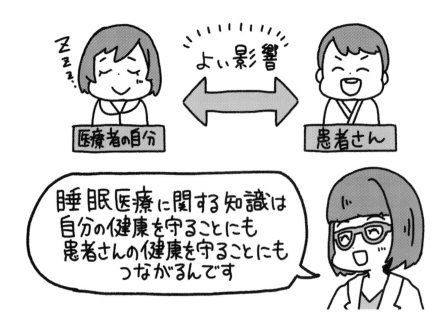

医療を学んでいるケースが多いです。筆者自身も，所属していた大学病院が睡眠医療センターを設立し，そのオープニングスタッフになったことがきっかけで勉強を始め，しばらくは独学状態でした。

　これは本当にもったいない話だと思います。

　睡眠医療について，少し知っているだけで不眠症や過眠などの患者さんにアプローチできることがぐっと増えますし，何より自分自身の健康を守ることができるからです。

　PART 2 が，少しでも皆さんの，そして皆さんの大切な患者さんを守ることにつながれば幸いです。

PART 3

患者さんが安定するための
先手の予防策

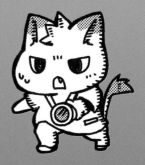

PART 3
患者さんが安定するための
先手の予防策

身体抑制はどうするか？

Ns. かげ

「夜間のみ身体抑制を行っています」

申し送りのとき，このような内容を聞いたことはありませんか。「歩行時の転倒リスクが高く，車いすでトイレへ案内する必要があるけれど，1人でトイレに行こうとしてしまうので離床センサーをつけています」，「経鼻経管チューブ抜去歴があるためミトンを装着しています」など，さまざまな抑制状況があります。夜間は人員が少ないこともあり，十分な対策ができないため，やむをえず行う現場もあります。

身体抑制とは……
手術後の患者さんや認知症，知的能力に障害のある患者さんに対し，さまざまな方法で自由を抑制する行為のことです。身体抑制は主に医療現場で使われることが多く，福祉分野などでは身体拘束と表現することがあります。

身体抑制の種類

●紐，抑制帯
布でできた紐や金具の付いたベルト状のものがあります。対象者の上下肢や体幹などを固定します。

身体抑制の種類

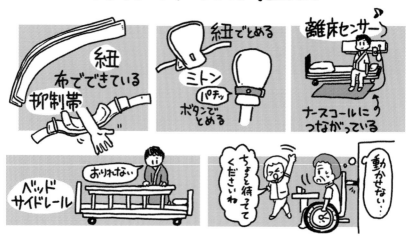

●ミトン

手袋になっており，握ったり，掻くなどの手の動作を抑制します。日常で使用する手袋と違い指の部分は分かれておらず，外れないように手首部分に紐や金具が付いています。

●離床センサー

ベッドや病室の床，患者さんの身体に取り付けるものもあります。主に，患者さんの行動を感知して機械が反応して連携しているナースコールが鳴ります。患者さんの行動を把握するために用います。

●ベッドサイドレール

ベッド柵を四方に設置することも，患者さんがベッドから離れる動作を抑制することになります。

●その他

上記のほかにも，たとえば車いすに乗車した際に動かさないように棚やテーブルなどの障害物を設置することなども抑制に当たります。

身体抑制は刑法上の犯罪なのか？

身体抑制はよくないということは誰もが知っていることだと思います。

　「点滴やドレーンのある患者さんです。認知機能の低下がみられ，自己抜去歴があるため，挿入物抜去予防のために上肢抑制をしています」。このような患者さんの心理としては，挿入物を抜去するのは治療の必要性がわからないので，体についているものがなぜついているかわからない，シールが貼ってあって邪魔だし，なんだかちくちくする，といったことが考えられます。そんな状況があれば取り除こうとするのが当然です。しかし，挿入物を抜かれてしまっては必要な治療ができなくなります。出血や合併症を起こし，さらに症状を悪化させたり，新たな治療が必要な状態になり，患者さんに不利益を与える結果になります。「やむをえないけれど，患者さんの行動を制限するのと引き換えに必要な治療を行う」という認識で身体抑制を援助の一部として組み込むこともあります。

　しかし，このような上肢抑制は本来ならば手を縛る行為で「不法に人を逮捕している」，さらに抑制により部屋から出られないようにもしているため「監禁している」という「逮捕及び監禁」という刑法に当たる行為です(刑法220条)。

　身体抑制については，「精神保健及び精神障害者福祉に関する法律(通称，精神保健福祉法)」第36条で「精神科病院の管理者は，入院中の者につき，その医療又は保護に欠くことのできない限度において，その行動について必要な制限を行うことができる」として，精神科病院では身体拘束が認められています。しかしながら，一般病院で認められる法律というわけではありません。2010年に身体抑制を受けた患者さんが身体抑制を違法とし，損害賠償を求めた裁判がありました[1]。裁判では「入院患者の身体を抑制することは，その患者の受傷を防止するなどのために必要やむをえないと認められる事情がある場合にのみ許容されるべきものである」としてやむをえないこととして違法ではないと認められました。しかし，違法でない場合であっても身体抑制は患者さんの自由を制限し，人権の侵害に当たりうる倫理的な問題です。

身体抑制の3要件

厚生労働省は，身体抑制を行うことについて「緊急やむをえない場合」に該当する3要件として「切迫性」，「非代替性」，「一時性」のすべてを満たすことを必

要としています。抑制を行う際はこの3要件を満たしているかどうかを常に検討します。

●切迫性
「利用者本人または他の利用者等の生命または身体が危険にさらされる可能性が著しく高い場合」

　身体抑制を行うと，患者さんには心身ともに悪影響があります。それを十分に考慮して，本人の生命や身体を守るうえで身体抑制が必要かどうかを確認します。

●非代替性
「身体拘束その他の行動制限を行う以外に代替する介護方法がないこと」

　本人の生命と身体を守る必要がある場合，ほかに方法がないことをチームだけでなく組織全体で確認します。

●一時性
「身体拘束その他の行動制限が一時的なものであること」

　身体抑制は最も短い時間で実施されなければなりません。実施状況，時間を記録し，常に解除することを検討します。

抑制の実際
抑制が必要な場合は，十分に複数人で検討したうえで病院のマニュアルに沿った対応が求められるため，あらかじめチーム内で情報共有しておきましょう。

1．抑制カンファレンスの実施
抑制の3要件を満たしているかの判断は受け持ち看護師や担当医などの該当職員個人の判断で行ってはいけません。必ず，身体抑制の開始，身体抑制中にカンファレンスを行い，常に解除する必要があることを検討します。

2．身体抑制への理解を求める
身体抑制の理由や内容，時間，期間を患者さん本人や家族に十分に説明しま

す。既定の身体抑制の同意書を確認し，理解を誰に求め，得られたかを記録に残します。

3．身体抑制に関する記録の作成

前項で述べた裁判事例では，どのくらい抑制したか，看護師の行動が細かく記載されています。身体抑制をしている間も継続的に記録を行うことで適切な身体抑制であったかの評価につながります。

4．身体抑制中の患者さんの観察

夜間は人員が少ないため，なかなか訪室することができない状況下でも，身体抑制中の観察は定期的に行い，記録します。観察内容は①抑制が行われているか，②疼痛，しびれなどの症状は出現していないか，③皮膚状態の観察などを主にチェックします。①では，緩みがあると当然，患者さんは自分で解除するため本来の目的が果たせません。使用中は体動により徐々に緩むことがあります。新人のとき，抑制が緩くなってしまったときに，先輩に「中途半端な身体抑制はただ患者さんの苦痛になるだけなので行うな，抑制をするならばしっかり適切な位置で行うように」と指導を受けました。緩んでもいい身体抑制ならしてはいけないというのは大切なことです。②身体抑制は時に循環障害を引き起こし患者さんにさらなる不利益を与えます。また，身体抑制を行った際に患者さんが抑制を外そうとする行動も要因になります。患者さんの訴えを聞き，苦痛が抑制によるものなのか確認します。③も同じように，長時間の身体抑制や患者さんの体動により圧迫が起こり，発赤などの皮膚トラブルにつながる可能性があります。観察時は抑制を一度解除し，皮膚の状態を観察します。抑制中も末梢の皮膚の色を観察し，必要に応じて皮膚保護剤などを使用します。

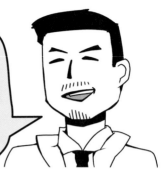

この項にあるように,「抑制の必要性」についてチームで定期的な評価をするという姿勢はとても重要です。時には「せん妄がある」→「抑制をする」→「せん妄が悪化する」→「ますます抑制が伸びる」→「寝たきりになる」という負のスパイラルがありえます。患者さんの安全性,ケアするチームの負担,長期的な解決案など複数の観点から再評価を続けたいですね。

文献

1. 最高裁判所判例集. 事件番号：平成 20 年(受)2029.
2. 厚生労働省「身体拘束ゼロ作戦推進会議」. 身体抑制ゼロへの手引き●高齢者ケアに関わるすべての人に(https://www.fukushihoken.metro.tokyo.lg.jp/zaishien/gyakutai/torikumi/doc/zero_tebiki.pdf). 閲覧日：2022/6/9

3. 酒井郁子, 渡邉博幸. せん妄のスタンダードケア Q&A 100："どうすればよいか？に答える", 南江堂, 2014 年.

睡眠薬はどうするか？

Dr. 伊田

ヒトコト

不眠の原因に注目し，各睡眠薬の使い方のコツをつかみましょう。

キーポイント

- 疼痛や瘙痒，夜間頻尿による不眠，睡眠時無呼吸などの睡眠疾患による不眠を見逃さない
- 眠れないことへの恐怖が先立っていたり，動ける状態の患者さんであれば，できるだけ睡眠衛生指導を優先。メラトニン受容体作動薬，オレキシン受容体拮抗薬によるコントロールを試みる
- 「とにかくすぐに眠りたい」場合は非ベンゾジアゼピン系を選択

なぜ，眠れないかをまず考える

「不眠」は患者さんの訴えのうち，数少ない当直帯・夜勤帯だけで出合う相談です。

　たいていの場合，不眠時指示はあらかじめ決まっていて，ドクターコールの内容は「不眠です」あるいは「不眠のため指示どおり睡眠薬をお渡ししてもいいですか？」でしょう。

　場合によっては，当直の医師と夜勤の看護師だけで話が済んでしまい，主治医は把握すらしていないこともあるかもしれません。

　もちろん，当直帯なので，できることが限られているのは重々承知です。

　眠れない原因は無限にあり，たとえば，治療のために用いている薬剤で不眠が起こっている場合，なかなかその薬剤を変えることは難しいでしょう。

　それでも，3点だけ確認してほしいことがあります。

　「眠れないのはなぜか」についてです。

・疼痛
・瘙痒
・夜間頻尿

　こういった症状による不眠の場合は，睡眠薬が適切な処方でなかったり，他のアプローチによって改善したりする可能性があります。

　また，その晩のうちに解決できなかったとしても，最低でも主治医と情報を共有する必要があります。

　それぞれの症状について代表的な疾患を表にしたものを提示しますので，参考にしながら確認してみてください。特に夜間頻尿は，睡眠時無呼吸や周期性四肢運動障害などいわゆる睡眠疾患の症状としてよくみられる疾患です。

表 1　睡眠障害の背景にある器質的な疾患

疼痛に関連した睡眠障害が生じる疾患	
侵害受容性疼痛	術後創部痛，がん性疼痛，骨折・捻挫・打撲・外傷，頸椎捻挫，帯状疱疹，関節リウマチ，筋筋膜性疼痛症候群，線維筋痛症など
神経障害性疼痛	帯状疱疹後神経痛，幻肢痛，糖尿病性神経障害，複合性局所疼痛症候群，術後痛，椎間板ヘルニア，脊椎圧迫骨折，脊柱管狭窄症，がん性疼痛の一部など
心因性疼痛	うつ病，身体表現性障害，転換性障害，舌痛症，筋緊張型頭痛など
瘙痒に関連した睡眠障害が生じる疾患	
皮膚疾患	アトピー性皮膚炎，湿疹・皮膚炎，蕁麻疹，痒疹，乾皮疹，虫刺症，疥癬，真菌症，皮膚瘙痒症，扁平苔癬，乾癬，水疱症肥厚性瘢痕，薬疹など
内臓疾患	肝・胆道疾患：原発性胆汁性肝硬変，胆汁うっ滞症，肝硬変など 腎疾患：慢性腎不全，血液透析 内分泌・代謝性疾患：糖尿病，甲状腺機能異常など 血液疾患：真性多血症，鉄欠乏性貧血など 神経疾患：多発性硬化症，脳腫瘍など その他：AIDS，妊娠，薬剤など
夜間頻尿に関連した睡眠障害が生じる疾患	
不眠症，睡眠時無呼吸，レストレスレッグス症候群，周期性四肢運動障害，うつ病，メタボリック症候群	

（文献 1～3 をもとに作成）

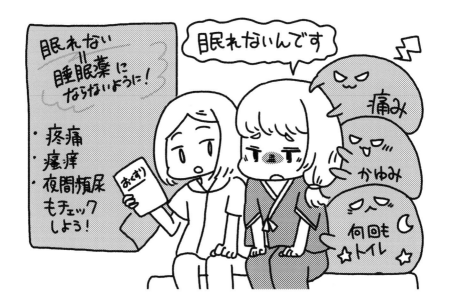

基本は睡眠衛生指導

不眠に対しての内服薬というのは限られていると思います。

　病棟で使えるのはゾルピデムやエスゾピクロン(非ベンゾジアゼピン系睡眠薬)，ラメルテオン(メラトニン受容体作動薬)の2，3種類ではないでしょうか。

　このうち，より依存性が少ないのはラメルテオンですが，ラメルテオンは体内のメラトニン濃度を上げる薬であり，眠気を感じるのは上がり始めてから2時間程度です。

　そのため，よく教科書では入眠障害に有効と書かれていますが，飲んですぐ眠くなる薬ではないことを知っておく必要があります。

　「夜中の2時に不眠でコール，とにかくすぐに眠りたい」のような場合は，残念ながらゾルピデムやエスゾピクロン以外に方法がありません。

　もし，不眠を訴えた患者さんがベッドからの離床が可能な場合は，処方する際に，

・眠気を感じるまでなるべくベッドに横にならないように

・スマホを見ないように

これだけでも伝えながら薬を渡してもらうようにしてください。

　いずれも，睡眠衛生の基本の基本になります。

　たとえば，そんなに夜遅くないのに，不眠への恐怖を抱いている患者さんからコールがあった場合は，精神生理性不眠といって，不眠への恐怖がさらなる不眠を引き起こしている可能性があります。

　この場合も，動ける患者さんであれば，なるべくベッドから離れてもらうよう指示するとよいでしょう。

・就床時間はバラバラでかまわない

・眠くならなくても，眠くなるためにベッドでじっとしたりする必要はない

こう伝えるだけで，不眠が緩和される場合もあります。

　中途覚醒の場合は，スボレキサント（ベルソムラ®）やレンボレキサント（デエビゴ®）などのオレキシン受容体拮抗薬の定期内服を主治医に提案するのがよいでしょう。これらの薬は屯用ではあまり効果がありません。

　ちょっとした使い分けや屯用→定期内服への切り替えだけで改善することもありますので，参考にしてみてください。

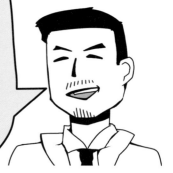

夜の勤務をしていると，不眠の患者さんの対応をお願いされることが多いです。主治医としてその患者さんに定期的に対応している場合であれば，原疾患，日中の活動・リハビリ，などから，なぜ眠れないのか？，を深く考察することが可能です。ただ，他の診療チームが担当している場合には容易ではありません。そんななかでも伊田先生の解説のように，疼痛，瘙痒，夜間頻尿などを除外して，対応していくことになります。メラトニン受容体作動薬も使えるようになりました。何でもベンゾジアゼピンとならないように，一度立ち止まって考えることができるといいですね。

文献

1. 佐伯茂. 痛みをもたらす疾患の分類と特徴. ねむりと医療 2010；3：1-5.

2. 江畑俊哉. 特集 痛み・痒みと睡眠障害の関連を探る：痒みによる睡眠障害とその治療. ねむりと医療 2010；3：23-7.

3. 高山美郷，加藤陽一郎，小原航. 第(1)回 夜間頻尿と睡眠障害. 睡眠医療 2019；13：455-9.

4. 田中彰人，高江洲義和. 特集 睡眠薬・抗不安薬を安全に使いこなす，効果的に減薬する　2.不眠症の病態に応じた睡眠薬の使い分け. 睡眠医療 2020；14：145-52.

アルコール離脱予防のコツ

Dr. 志賀

「先輩，10 号室の田中さんがけいれんしました！　けいれんは治まったのですが，その後も脈が速くて脂汗をかいています！」

　救急の患者さんがよく運ばれる病院の夜の勤務では，アルコール離脱によるけいれんなどの症状に遭遇することがよくあります。それでは勉強していきましょう。

ヒトコト

患者さんが調子が悪くなる原因にアルコール離脱があります。入院時の嗜好歴のなかで飲酒量についてもチェックしておきましょう。

キーポイント
・最後のアルコール摂取後 6 時間くらいから離脱の可能性がある
・発汗，頻脈，震え，などがよくある症状である
・CIWA-Ar スケールを使っていこう

時間経過と症状

アルコール依存の患者さんが，アルコールの最終摂取からどれくらいの時間経過で，有症状になるかは，知っておきたいところです。基本的には，6 時間（短いですね）経過すると離脱の症状が起こりえます。表 2 を参考にしてください。早めに介入をして振戦せん妄にならないことが重要になります。

アルコール離脱症状の評価

前述のように，アルコール離脱の早期認識をして介入をすることが有用になります。そこで使われるのが，Clinical Institute for Withdrawal Assessment

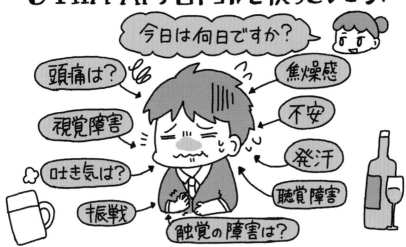

表2　重症度ごとのアルコールの最終摂取からの時間経過と起こりうる離脱症状

●軽度(6 ～ 12 時間)

振戦，不安感，嘔気・嘔吐(吐き気)，不眠など

●中等度(12 ～ 24 時間)

知覚障害が現れる。動物幻視，幻聴(声など)，触覚(知覚異常)などが含まれる

●重度(24 ～ 48 時間)

けいれん発作，全身の振戦，嘔吐，発汗，高血圧
短時間で全身性，脳波は正常
最大 60%が離脱症状の治療を受けず，最大 40%が振戦せん妄に進行する

●振戦せん妄(48 ～ 72 時間)

ICU での緊急対応が必要なことが多い
全般的な混乱が特徴で，自律神経の過活動，循環虚脱のリスク，体液 / 電解質バランス異常がある
他の疾患との鑑別が必要になる

(文献 1 の TABLE 1 を一部改変)

for Alcohol-revised(CIWA-Ar)スケールです。このスケールはアルコール離脱の重症度を評価するための有効な手段です。アルコール離脱の重症度を評価

するために数値化できるようになっています。離脱症状は 10 の徴候および症状に分けて記載されています[2]。

　これらには，吐き気（嘔気）や嘔吐，振戦，発作性発汗，不安，焦燥感，感覚異常，幻聴，視覚障害，頭痛，見当識障害などが含まれています。10 種類の徴候・症状のうち，9 種類は 0 ～ 7，1 種類は 0 ～ 4 の重症度で評価されます。最高得点は 67 点です。

　CIWA-Ar のスコアが 8 未満の場合，離脱がないか非常に軽度であることを示します。8 ～ 15 は軽度の離脱を，16 ～ 20 は中等度の離脱を，20 を超える場合は重度の離脱を示します[1]。

表3　CIWA-Ar スケール

1．嘔気，嘔吐：「胃の具合が悪いですか？」，「吐きましたか？」

0	嘔気・嘔吐なし
1	嘔気を伴わない軽度の嘔気
2	（より重度の症状）
3	（より重度の症状）
4	むかつきを伴った間欠的嘔気
5	（より重度の症状）
6	（より重度の症状）
7	持続的嘔気

2．振戦：上肢を前方に伸展させ，手指を開いた状態で観察

0	振戦なし
1	軽度の振戦：視診で確認できないが，指先に指先を触れるとわかる
2	（より重度の症状）
3	（より重度の症状）
4	中等度振戦：上肢伸展で確認できる
5	（より重度の症状）
6	（より重度の症状）
7	高度振戦：上肢を伸展しなくても確認できる

3．発汗

0	発汗なし
1	わずかに発汗が確認できるか，手掌が湿っている
2	（より重度の症状）
3	（より重度の症状）
4	前頭部に明らかな滴状発汗あり
5	（より重度の症状）
6	（より重度の症状）
7	全身の大量発汗

4. 不安：「不安を感じますか？」

0 　　不安なし，気楽にしている
1 　　軽い不安を感じている
2 　　（より重度の症状）
3 　　（より重度の症状）
4 　　中等度の不安，または警戒しており，不安であると推測できる。
5 　　（より重度の症状）
6 　　（より重度の症状）
7 　　重篤なせん妄や統合失調症の急性期にみられるようなパニック状態と同程度の不安状態

5. 焦燥感

0 　　行動量の増加なし
1 　　行動量は普段よりやや増加している
2 　　（より重度の症状）
3 　　（より重度の症状）
4 　　やや落ち着かず，そわそわしている
5 　　（より重度の症状）
6 　　（より重度の症状）
7 　　大部分の場合，ウロウロ歩くか，のたうち回っている

6. 触覚障害：「かゆみ，ピンでつつかれるような感じ，やけつくような感じや感覚が麻痺したり，皮膚に虫が這っているような感じがしますか？」

0 　　なし
1 　　瘙痒感，ピンでつつかれるような感じ，灼熱感，無感覚のいずれかが非常に軽度にある
2 　　上記の症状が軽度にある
3 　　上記の症状が中等度にある
4 　　やや重い体感幻覚（虫這い様感覚）
5 　　重い体感，幻覚
6 　　非常に重い体感，幻覚
7 　　持続性体感，幻覚

7. 聴覚障害：「周りの音が気になりますか？　それは耳触りですか？　そのせいで怖くなることがありますか？　不安にさせるような物音は聞こえますか？　ここにはないはずの物音が聞こえますか？」

0 　　なし
1 　　物音が耳障りか，物音に驚くことがあるが軽度
2 　　上記の症状が中等度にある
3 　　上記の症状が高度にある
4 　　軽度の幻聴
5 　　中等度の幻聴
6 　　高度の幻聴
7 　　持続性の幻聴

8. **視覚障害**：「光がまぶしすぎますか？　光の色が違って見えますか？　光で目が痛むような感じがしますか？　不安にさせるようなものが見えますか？　ここにないはずのものが見えますか？」

0　　なし
1　　光に対し非常に軽度に過敏
2　　軽度に過敏
3　　中等度に過敏
4　　やや重度の幻視
5　　重度の幻視
6　　非常に重度の幻視
7　　持続性の幻視

9. **頭痛・頭重感（めまい，ふらつきは評価しない）**：「頭に違和感はありますか？　バンドで締めつけられるような感じがしますか？」

0　　なし
1　　ごく軽度
2　　軽度
3　　中等度
4　　やや高度
5　　高度
6　　非常に高度
7　　きわめて高度

10. **見当識・意識障害**：「今日は何日ですか？　ここはどこですか？　私は誰ですか？」

0　　見当識は保たれていて，3つを連続して言うことができる
1　　3つを連続して言うことができない。日付けがあいまい
2　　日付けの2日以内の間違い
3　　日付けの2日超の間違い
4　　場所か人に対する失見当識がある

（文献3のp.694を改変）

　合計点により次のとおり対応します
・8未満：薬物投与せずに症状をモニターする
・10〜15点：ベンゾジアゼピン系の投与が有効である
・15点以上：症状を抑える十分な量のベンゾジアゼピン系の使用
　離脱けいれんの既往のある患者は，離脱症状の重症度にかかわらず，ベンゾジアゼピン系を使用します。男性，血圧の上昇，高齢，強いアルコール依存，肝酵素の上昇がある場合には悪化しやすいため，薬剤の投与を考えます[1]。

ベンゾジアゼピンの投与方法

薬剤としてはジアゼパム，ロラゼパム，ミダゾラムが使われます。

内服での予防や軽症の症状のための投与例は下記のようになります。

ジアゼパム：15 mg 分 3

ロラゼパム：4 mg 分 4

※3日間投与後に減量していきます。

重症化してきたときには，静脈路からジアゼパムやミダゾラムを投与します。持続投与が必要になることもあります。

静脈注射で治療する際に，必要なベンゾジアゼピン系の投与量は相当な量になることがあり，呼吸抑制に注意しながら慎重にモニターできる場所で投与することを忘れないようにしましょう。また，ベンゾジアゼピン系のみでなかなかコントロールがつかないときは，バルビツール系などその他の薬剤の投与の検討が必要です。

合併する疾患に注意！

ウェルニッケ脳症や低血糖，電解質異常をきたすリスクがあるため，輸液，ビタミン補充，電解質補正を行っていくことが必要になります。ビタミン B1 はブドウ糖投与の前に行う必要があります。

アメリカなどに比べると，飲酒量の多い患者さんにたくさん遭遇することは日本ではあまりないかもしれません。離脱けいれんは，特に頻脈などの前兆なく早期にやってくることがあるので注意が必要です。また，離脱が始まると急いで対応する必要があります。みなさんにもこれをお読みいただいてよい夜の準備をしていただけたらと思います。

夜間や救急科でアルコール離脱症状の患者さんが発生すると，マンパワーとしても心理的にも多大な負担をチームに与えてしまいます。負担減のためには，「なりそうな患者さん」をピックアップしておくこと……スクリーニングが非常に大事です。飲酒習慣がある方には，下記の4点をさりげなく聞いて，その可能性をあらかじめひろい上げておきましょう。

CAGE（アルコール依存症スクリーニング）テスト
C（cut down）：飲む量を減らす必要性を感じることはあるか？
A（annoying）：誰かにお酒のことで何か言われてイラついたことはあるか？
G（guilty）：お酒のことで誰かに申し訳なさを感じたことはあるか？
E（eye opener）：迎え酒をしたことはあるか？

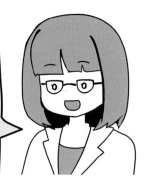

文献

1. Mirijello A, D'Angelo C, Ferrulli A, et al. Identification and management of alcohol withdrawal syndrome. Drugs 2015；75：353-65. PMID：25666543
2. McKeon A, Frye MA, Delanty N. The alcohol withdrawal syndrome. J Neurol Neurosurg Psychiatry 2008；79：854-62. PMID：17986499
3. Sullivan JT, Sykora K, Schneiderman J, et al. Assessment of alcohol withdrawal：the revised clinical institute withdrawal assessment for alcohol scale（CIWA-Ar）. Br J Addict 1989；84：1353-7. PMID：597811

悪化しそうな患者さんにどうやって気づくか？

Dr. 志賀

「先輩！　なんでAさんが悪化するってわかったんですか？」
「私，Aさんを見たときに，なんとなくあの人が急変するってわかったの……」
「そのなんとなくを教えてほしい」
　こんな会話，よく病棟でないでしょうか？

ヒトコト
異常なバイタルサインは必ず考察を！　強い痛み，せん妄は急変の前兆の場合
があります。

キーポイント
- 異常なバイタルサインには，なぜなぜ分析
- 経時的な変化，「いつもと違う」に敏感に
- 強い痛み，苦悶様の症状などを大事に
- せん妄の原因を考える癖を

「危険なバイタルサイン」に注意しよう！

夜に患者さんを診察する際，まず注意するのは意識レベルとバイタルサインの
異常です。異常の目安としては，院内救急対応システム(RRS)の基準が役立ち
ます(図1)。RRSは，入院患者の異常時に，最悪の事態を避けるために専門
チームを呼ぶかどうかの基準です。日本臨床救急医学会による緊急度判定シス
テム，日本版緊急度判定支援システム(JTAS)のトリアージ基準も参考になり
ます。

　身体所見についても，通常の外来より多くのポイントでとるよう心掛けたほ
うが安全です。たとえば発熱であれば，喉，首，胸，腹，手足を一通り診て，
浮腫，皮疹，汗，色などを確認します。また，患者さんが「突然発症した」，

「いつもと違う」，「人生最大」，「悪化している」と説明したり，家族が「何かおかしい」と言う場合は，より慎重に診察を進める必要があります。歩き方や表情，呼吸のパターン，持ち物も重要な判断材料のため，五感を駆使して臨む必要があります。

表4　RRS 起動基準の例

自発呼吸回数	8 回 / 分未満，または 36 回 / 分以上
SpO₂	5 分以上にわたる新たな SpO₂ ≦ 85%
	そのほか，気道内出血，もしくは気道内出血に伴う誤嚥
脈拍	新たな症状を伴った 40 回 bpm 以下か 130 bpm 以上または 160 bpm 以上
収縮期血圧	90 mmHg 未満，または 200 mmHg 以上

（文献 1 の p.10 にて紹介された聖マリアンナ医科大学 RRS 起動基準より改変）

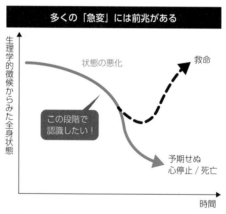

図1　RRS
（文献 1 の図より）

強い痛み，苦悶様の症状など「いつもと違う」を大事に

突然の強い痛み（発症から 1 時間程度でピークを迎えるなど）は，「詰まった」，「破れた」，「捻れた」などの病態と結びつくことが多いです。ですので，発症の様式を問診する必要があります。突然発症の場合には「発症時にスピーチをしていた」など，患者さんや周囲の介護者が発症時の様子を刻銘に覚えているこ

とが多いです。

　患者さんご自身やご家族がいつもと違うから心配だ！という場合には，我々もギアを変えないといけません。やはり，長時間，患者さんの体と向き合ってきた方々の意見は貴重なので，「こちらは医療職なのに」というようなネガティブな気持ちをもたないほうがいいでしょう。

せん妄の原因を考える癖を

救急外来で働く看護師や医師は「トイレに行きたい！」と立ち上がったり，叫んだりしている患者さんがいたら，要注意だね！，という経験があるかと思います。多くの場合，患者さんはトイレに行きたいと思ったとしても，ナースコールを押して看護師とタイミングを合わせて対応することが多いかと思います。「我慢ができない」状態ということは，何か正常な判断力を低下させる要素が患者さんにあるということです。

　せん妄状態の背後にある，低酸素，ショック，敗血症，痛みなどの原因をバイタルサインとフィジカルアセスメントによって検索するようにしましょう。

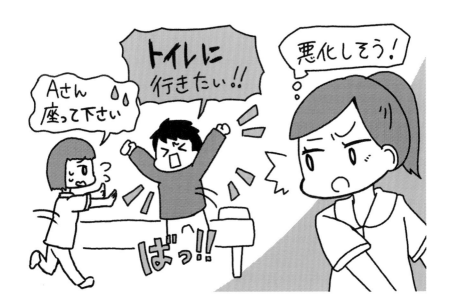

バイタルサインのパターン
- ●高血圧＋頻脈⇒痛み，心不全，せん妄など
- ●低血圧＋頻脈⇒各種ショックなど
- ●低血圧＋徐脈⇒心原性ショック（房室ブロックなど）など
- ●発熱＋頻脈⇒敗血症性ショックなど
- ●高血圧＋徐脈⇒クッシング徴候（頭蓋内圧亢進），AV ブロックなど

イルネススクリプト

内科や外科の医師が，専門以外の見逃してはいけない疾患をすべて覚えられるわけではありません。それぞれの主訴について，3 つのカテゴリーに分けて鑑別診断を考えることをお勧めします。

　具体的には，Critical（重症），Curable（治療可能），Common（頻度が高い）と分類していきます。たとえば，頭痛なら，くも膜下出血（Critical）や髄膜炎（Critical），椎骨脳底動脈解離（Critical），緑内障（Curable），側頭動脈炎（Curable），緊張性頭痛（Common），片頭痛（Common）というように考えます。特に，Critical な疾患は常に頭においておく必要あります。胸痛なら，心筋梗塞，肺塞栓，大動脈解離，緊張性気胸，食道破裂などは Critical になります。腰痛であっても，腹部大動脈瘤や馬尾症候群，硬膜外膿瘍などは Critical になります。

助けの求め方，短いけど緊急性が伝わる伝え方

また，自分で判断がつかないときは，「20 歳女性，虫垂炎だと思います」，「先生，解離です！」，「重症敗血症です！」など，少し症状を大げさに伝えてでも，チームメンバーを巻き込んで診療を行ってください。

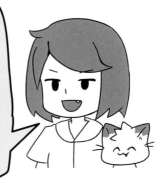

「なんか急変しそう」という感覚はけっこう当たります。というのも，言語化，系統化できていないだけで，観察や自分の学びや経験を踏まえた考えが感覚として現れているのです。しかしながら，伝えないと見落としたり，適切な対応に時間がかかってしまいます。「一緒に患者さんについて確認していただいてもいいですか」と別のスタッフに相談し，「伝えない」ということだけはしないようにすることが大切です。また，対応後，必ず状況を振り返り，「なんか」の部分を言語化することで，だんだんスムーズに気づきを伝えることができるようになります

文献

1. 藤原紳祐，児玉貴光，安宅一晃，中川雅史，藤谷茂樹. Rapid Response System（RRS）(https://jsem.me/pdf/about_rrs_1301110.pdf)．閲覧日：2022/6/1

2. 日本院内救急検討委員会(IHE)>RRS とは(https://www.ihecj.jp/rrs/rrs1)．閲覧日：2022/6/1

夜のトラブルに
どう対応するか？

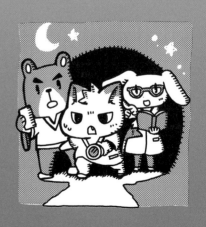

PART 4
夜のトラブルに
どう対応するか？

急変時に集めておくべきもの

Dr. 志賀

「あの先輩みたいに急変時にテキパキと動けるようになりたい」，「急変のとき
に自分が固まってしまって後悔した」。

　こんな経験は多くの人にあるのではないかと思います。ということで，ここ
では，急変時に集めておくべきものについて解説します。

ヒトコト
急変時の対応の方法を身につけて，必要な物品・資源を集められるようにしま
しょう。

キーポイント

・急変時には医療職の判断力は低下する
・重症患者の対応では全身状態の安定化・蘇生と，原因検索が同時進行する
・普段から，物品・資源についてある程度習熟しておこう
・薬剤用量やアルゴリズムをラミネートなどしてすぐに参照できるように
　しておこう
・救急カートに慣れ親しむようにしておこう
・気道管理カートを準備しておこう
・SBAR や院内電話番号表をラミネートしておこう

急変時には医療職の判断力は低下する

急に患者さんが急変して重症化したときには，医療職に大きなストレスがかかります。残念なことに，非常に有能な医療職であったとしても，経験していない状況におかれたときには，判断能力が低下します。特に，特殊な背景の患者さんであったり，まれな疾患・手技後であったりすれば，情報のノイズが増えるため状況が複雑になります。

　ストレスがかかる状況ですが，意識して「互いにサポートしましょう！」，「気管挿管が完了しました。次は CT に行きましょう！」などと，リーダーが落ち着いてチームメンバーに声をかけていくことが重要です。

現場に行くに当たって

チームで急変現場に行く際に，ある程度の情報共有ができるのが理想です。また，一度現場についてしまうと無我夢中になってしまうので，事前に標準予防策を行っておくことが望まれます。現場の外来や病棟にも物はありますが，なかなか「必要なものが出てこない」ということはよくあります。**急変用のバッグ**を普段から整備しておいて持っていくようにしましょう。

　申し送りには，SBAR の形式がオススメです。落ち着いて情報共有できるようにラミネートしてカード形式でも持っていられるといいですね。

● S(situation：状況)：年齢 / 性別・現在の問題点
● B(background：背景)：入院理由 / 既往 / 直近のイベント(検査，薬剤，手技・手術など)
● A(assessment：アセスメント)：最初に対処した医療職のアセスメント
● R(recommendation：提案)：推奨されるプラン

ただ，現実には多くの医療職がベッドサイドに集まって SBAR が不明瞭なことが多いです。ということでまず，いちばん状況を知っている該当部署の医療職に，SBAR に基づいて紙やホワイトボードに状況を書いてもらうことが重要でしょう。該当の医療職がその場を去らないといけない場合には，「担当者の

お名前・連絡のための内線番号」などがあるとよいですね。

ABCD の評価

「会話ができるか？」，「ストライダーがないか？」，から，気道(airway：A)の評価をします。気道に問題がある場合はマスク換気→気管挿管と進んでいきます。

頻呼吸や呼吸パターン・聴診から，呼吸状態(breathing：B)を確認します。リザーバーマスクなどで高濃度の酸素投与を行っていきます。

そして，脈の触知，血圧と皮膚の状態で，循環(circulation：C)を確認していきます。ショックであれば，別項に記載しているように，2本の末梢静脈路の確保が基本になります。

神経(dysfunction of CBS：D)については，GCS(グラスゴーコーマスケール)での意識レベルの確認，瞳孔，麻痺の有無，病的反射の有無などを確認していきます。

ABCD のどこかに異常があれば，急いで介入が必要です。異常の部分をチームメンバーに共有していきます。

「ストライダーがあって "A" の異常があります。外科的気道確保が必要です！」
といった具合ですね。

OMI の確保をする

ショックの患者さんと同様に，診療開始時に OMI をおさえるようにしましょう。

● O(oxygen：酸素投与)
● M(monitor：モニター装着とバイタルサインの確認)
● I(IV route：静脈路確保)＋採血

ショックの患者さんの対応では，輸液路をできれば2本確保することが望ましいです。片方には薬剤投与を，もう一方には輸液や輸血をすることが多いか

らです。輸液の確保の際には，採血を一緒にしてしまったほうが後々を考えると，オススメです。項目としては末血，生化学(肝腎機能，電解質)，凝固，血液型，血液ガス，トロポニン・BNP(脳性ナトリウム利尿ペプチド)などを出せるようにしておくと，当直医とうまく連携できるかと思います。

　これらは**救急カート**に入っていることが多いです。ただ，「何段目に入っているか？」，「救急カートの開け方は？」といったことは急に言われても混乱します。そのため，年に1～2回救急外来での対応をシミュレーションしたり，委員会で検討しておくことをお勧めします。

原因検索のために

心エコー，心電図は，急変時の物品としてはとても重要です。心エコーでは，「ショックの患者さんへの対応」で紹介するように RUSH(rapid ultrasound for shock and hypotension)によってショックの患者さんの迅速な病態把握につなげることができます。身体所見に加えて迅速に評価できるようになりたいですね。

●心電図：急性冠症候群(ACS)だけでなく，肺塞栓での頻脈，陰性T波，電解質異常でのQT延長など幅広く利用可能です。
●画像：レントゲン，エコー，CT，MRI。重症患者では検査の閾値を下げる。

ABCDの安定化が終わった後はさらなる原因検索のために画像撮影に移ることが多いです。ただ，CT，MRIへの移動と撮影に時間がかかります。そのため，**輸液バッグ，シリンジポンプ，人工呼吸器，酸素ボンベ，モニター**などを用意して，検査時間に耐えられるように安定化しておきます。

気管挿管の準備

救急カートに加えて，**気道管理カート**があれば，集めておくことが重要です。急変時の気道管理の難易度は高く，次のABCアプローチがオススメです。

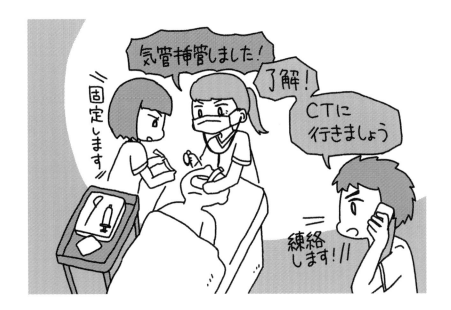

● A（assessment：評価）
● B（backup plan：二次的な対応策）
● C（coordinate as a team：チームとして気道管理計画を共有する）

最近はエアウェイスコープやマックグラス™ など持ち運び可能な**ビデオ喉頭鏡**も増えています。急変時で急いでいるからこそ，最高の道具を使ってチームで対応したいですね。

F（家族）にも配慮する

ABCDE に連なる F としてご家族（Family）を考えましょう！

　ご家族からは病歴，既往，ADL（activities of daily living：日常生活動作），価値観など重要な情報を提供してもらえます。また，治療方針を説明して，同意取得をする相手でもあります。

　よくあるのが，大事な説明をしようとしているときに，ご家族が「自宅に帰ってしまった」，「院内のどこかに行ってしまった」，「院外のコンビニエンス

ストアに行ってしまった」などです。必要時に連絡をとれるように携帯電話の
番号を共有してもらいましょう。これによって，トイレや院内のコンビニエン
スストアへの移動は可能になります。ただ，なるべく待合エリアにいてほし
い，と伝えておきましょうね。

蘇生の方向性

蘇生時には，近くに**電子カルテ端末**があることが大事です。それは，急変時に
蘇生処置の方向性を決めていく必要性があるからです。特に，患者さんやご家
族の終末期の過ごし方についての価値観がとても重要になります。患者さんの
価値観と予想される予後や治療内容を勘案しながら話をする必要があります。
院内であれば，DNAR(do not attempt resuscitation：心肺蘇生を行わないこ
と)などが書面で決まっていることもあります。担当医師・看護師・電子カル
テの所定位置などを確認しましょう。

　突然の急変時にはご家族も心が落ち着かず「どのように治療方針を決めて
いったらいいのか？」と悩んだり，家族で話したりと時間が必要なこともあり
ます。場合によっては，ICU での治療を開始して，時間をあけて，再度終末

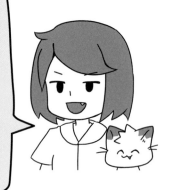

急変後は一度きりというわけではないためス
タッフ間で振り返ることが大切です。夜間の
急変になるとスタッフが少ないため，対応後
も記録に清掃，他の患者さんのケアに追われ，
日勤のスタッフへ業務を引き継ぐことがあり
ます。疲労も出てくるなかで，できなかった
ことを思い出したりするのは辛く，「後日振り
返ろう」なんて言っていると「大変だった」
という記憶だけが残り，振り返りができない
……なんてこともありました。振り返りはで
きなかったことを挙げていく場ではありませ
ん。「〜したときにとても頑張った」，「〜さん
の○○しているときの対応がよかったので見
習いたい」とねぎらうことが大切です。5分
だけでもいいので時間を確保して行ってみて
ください。

期の方針を話すことも選択肢にしましょう。

文献

1. Ⅴ章　救急初期診療 1.初期対応 B 初期対応と全身観察. In：日本救急医学会（監修）.
改訂第 5 版 救急診療指針，へるす出版，2018.

患者さんがアタマを打った！

Dr. 志賀

「田中さんが病室で倒れてアタマから血が出ています！」→「今，行きます！」という会話は夜の勤務のよくある事例です。この項では，アタマを打った患者さんにどうやって対応するか？を考えていきましょう。

キーポイント

- 重症例の手術までの時間を最小限とすること。時間との勝負である
- 意識レベルの異常があり，心肺蘇生（CPR）に該当する場合にはCT撮影を躊躇しない
- 脊椎損傷（特に頸椎）の合併に注意する
- 抗凝固薬，抗血小板薬などリスク因子を把握する
- 症状は多岐にわたる
- 経時的変化があるため観察が必要

アタマの外傷は年齢によって対応法が変わる

頭部外傷は外傷のなかでも頻度が高く，夜の病院でもよくあるものです。小児と成人でアプローチの方法が異なるため，留意が必要になります。また，高所からの転落，抗凝固薬の内服など受傷機転やリスクによって対応が変わっていきます。

アプローチ

まずは，バイタルサインの測定，意識レベルの確認，神経所見の確認からスタートします。特に，意識障害＋高血圧＋徐脈はクッシング現象の可能性があります。どのような受傷機転であったか？　院内だと，高さはそれほど高くないことが多いですが，高齢者では軽微な高さでも重症になることがありますの

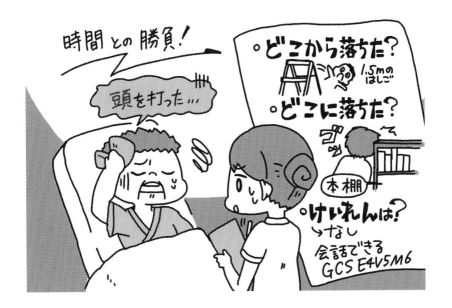

で，高さを確認します。着地面の確認(コンクリート・絨毯・マットがあった
か)をします。

　また，受傷直後の意識レベル，けいれん，意識消失，麻痺，しびれなどについて確認します。倒れたときに頭以外を打っている可能性もあります。特に，頚椎や四肢など痛い部分がほかにないかも確認します。受傷後に現場で歩行していたかどうかは重症度の判断に重要です。

　慢性硬膜下血腫は，認知症様の活動の低下や失禁，歩行困難などを主訴に来院する場合があります。

　既往歴では，過去の頭部外傷の既往・抗血小板・抗凝固薬の内服を確認します。

診察

意識レベル〔GCS(グラスゴーコーマスコア) 8点以下 / GCS 2点以上の低下であれば，気管挿管〕と瞳孔不同の確認が最優先です。麻痺や構音障害，意識変容などの神経学的所見の診察を行います。加えて，椎体の圧痛や段差があるか

を必ず確認します。四肢，体幹をくまなく診察し，圧痛部位，挫創や打撲痕などの明らかな外傷痕がないかなどを確認をします。

検査はどうする？

適応があれば，迅速に CT 撮影を実施します。CT の所見では，出血(三日月状，レンズ状，脳槽周囲，脳溝，延髄周囲など上から注意深く観察)，脳挫傷，ミッドラインシフトなどを確認します。

※1　大脳鎌周囲，中頭蓋窩なども見落としやすいため，注意が必要です。
※2　高齢などがあると，顔面骨や下顎骨の骨折を認めることが多く，注意が必要です。

軽傷頭部外傷(成人)

Canadian Head CT 基準(表1)を使用して画像検査を行います。

表1　Canadian Head CT 基準

下記のうち1項目でも認めた場合には頭部 CT を撮影する
①年齢 ≧ 65 歳
②嘔吐 ≧ 2 回
③受傷2時間後 GCS スコア< 15
④開放または陥没骨折が疑われる
⑤頭蓋底骨折徴候を認める*[1]
⑥受傷前 30 分以上の健忘
⑦危険な受傷機転*[2]

＊1　鼓室内出血，racoon eyes(眼窩周囲血腫)，髄液鼻漏，battle's sign(耳介後部の斑状出血)。
＊2　歩行者が車にはねられる，車外放出，5フィート(約1.5m)・階段5段以上からの転落。
●組み入れ基準：①受傷から24時間以内の鈍的外傷患者のうち，②受診時 GCS スコア13点以上で，③目撃のある意識消失・見当識障害ないしは確かな健忘を伴う。
●除外基準：①16歳以下，②最小限の頭部外傷(意識消失，見当識障害，健忘がない，など)，③けいれんや失神などを起こした明らかな外傷歴が不明，④明らかな穿通性頭部外傷や陥没骨折，⑤明らかな局所神経所見の異常，⑥不安定なバイタルサイン，⑦評価前に救急外来でけいれん発症，⑧出血性疾患ないしは抗凝固薬内服，⑨いったん帰宅後に再診察を求めてきた場合，⑩妊娠中。
(文献1を一部改変)

軽傷頭部外傷(小児)

PECARN 小児頭部外傷基準(図 1)を使用して画像検査を行います(小児の軽傷頭部外傷では CT が必要でない場合が多く，被曝リスクを考えて対応します)。

A. 2 歳未満

| GCS＝14 もしくは他に意識変容の症状がある**または**頭蓋骨骨折を触知する | YES → | CT 撮影が推奨される |

↓ NO

| 後頭部，頭頂部，側頭部の血腫がある
または 5 秒以上の意識消失がある
または高度な受傷機転 (交通事故で放出されたなど)
または親から見て様子がおかしい | YES → | 以下を含む臨床的な要素を参考に経過観察と CT 撮影のどちらがよいか決める
・医師の経験
・症状が単独か複数か
・症状の悪化または救急での観察後に出現した症状
・生後 3 か月未満の小児
・親の希望 |

↓ NO

CT は推奨されない

B. 2 歳以上

| GCS＝14 もしくは他に意識変容の症状がある
または頭蓋底骨折の症状がある | YES → | CT 撮影が推奨される |

↓ NO

| 意識消失あり，または嘔吐あり，または高度な受傷機転または重症の頭痛がある | YES → | 以下を含む臨床的な要素を参考に経過観察と CT 撮影のどちらがよいか決める
・医師の経験
・症状が単独か複数か
・症状の悪化または救急での観察後に出現した症状
・親の希望 |

↓ NO

CT は推奨されない

図 1 頭部外傷後，GCS 14 もしくは 15 点の 2 歳未満(A)と 2 歳以上(B)における CT 撮影の適応アルゴリズム
(文献 3 より)

急ぐべき治療とは？

CT で出血があり，意識レベル低下の頭部外傷では，トランサミンを投与します。出血傾向の補正を行います〔ワルファリン使用中ならケイセントラ®(乾燥濃縮ヒトプロトロンビン複合体)，使用していない場合は FFP(新鮮凍結血漿)を投与します。DOAC(直接作用型経口抗凝固薬)内服中であればプリズバインド®(イダルシズマブ)を投与します〕。

　抗血小板薬内服中の場合には血小板輸血を行います。

コンサルト

CT にて出血を認める場合，意識レベルの低下が遷延する場合には，脳外科コンサルトをします。GCS 2 点以上の悪化など重症の場合は早めにコンサルトし，出血のある症例，症候性などについては加療目的に相談のうえ，脳神経外科入院とします。

経過観察の場合

外来であれば，帰宅指示の文書を電子カルテから印刷して渡すのが基本です。この内容には，セカンドインパクト，慢性硬膜下血腫，前額受傷の場合の眼の症状，などについて説明を忘れないようにしましょう。病棟でも，これらについては意識をしておく必要があります。創部がある場合には創部の洗浄などの処置を，頸部痛があり骨折がない場合には外傷性頸部症候群の説明を忘れないようにしましょう。

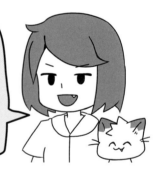

夜間は消灯されているうえに，自宅とは違うベッド，トイレの位置に加え，患者さんは症状や治療の影響でうまく歩行できない状態にあります。まずは入院している患者さんが転倒しやすい状態であるかどうかを検討し，対策していくことが大切です。入院時に今まで転倒やベッドからの転落がなかったかを確認し，夜間しっかり入眠できる環境を整えていきます。

文献

1. Stiell IG, Wells GA, Vandemheen K, et al. The Canadian CT Head Rule for patients with minor head injury. Lancet 2001 ; 357 : 1391-6.　PMID : 11356436
2. Kuppermann N, Holmes JF, Dayan PS, et al. Identification of children at very low risk of clinically-important brain injuries after head trauma : a prospective cohort study. Lancet 2009 ; 374 : 1160-70.　PMID : 19758692

3. Kuppermann N, Holmes JF, Dayan PS, et al. Identification of children at very low risk of clinically-important brain injuries after head trauma : a prospective cohort study. Lancet 2009 ; 374 : 1160-70.　PMID：19758692

患者さんが発熱した！

Dr. 志賀

「観察室の加藤さんが発熱しました！」，「あー，明日転院予定だったのに……」。

　夜の勤務で患者さんが発熱するのはよくあることですよね。夜に培養を採取したり，検査をするのはけっこう辛いので，みんな，ずーんと気分が沈むこともあるかもしれません。ということで，この項では夜の勤務でよく遭遇する発熱対応についてです。

ヒトコト

院内感染の可能性，敗血症の可能性を考えましょう。敗血症では，培養を採取して早期に抗菌薬投与をすることが求められます。

> **キーポイント**
> ・3大熱源をおさえよう！
> ・カテーテル類を忘れずに！
> ・関節や皮膚の異常はないか？
> ・培養採取を忘れずに！

ここでは，一般病棟に入院している患者さんを想定して書いてみます。発熱という本が1冊あるくらい，発熱は奥深いです。ただ，スペースも限られますので，発熱の患者さんがいた際に「夜の医療職はどう対応していくことが必要か？」という視点でまとめています。

入院時のインフルエンザやCOVID-19のスクリーニングは？

現在の状況ですと，発熱や呼吸器症状のある患者さんにインフルエンザやCOVID-19（新型コロナウイルス感染症）のスクリーニングを行っている施設が

多いかと思います。しかし，なかには，無症状で入院となっていて，入院時のスクリーニング検査の対象となっていなかった，という患者さんもいます。

　ですので，病院の感染管理体制によっては，これらのウイルス性疾患に患者さんが罹患している可能性もあります。その場合には，個室対応が必要な場合もあるので，みなさんのそれぞれの病院の入院時のスクリーニング体制やウイルス性疾患のときの隔離対応について，ご確認をどうぞよろしくお願いいたします。

・地域での流行がある場合
・院内でクラスターが出ている病院
・担当した医療職が発熱している場合

などがあれば，患者さんが発熱するたびに COVID-19 の PCR をとるということも考慮すべきかと思います[1]。

敗血症になっていないか？

まず，バイタルサインのトレンドに気をつけましょう。過去に使われていた SIRS についても見直されているところもあります[2]。特に，qSOFA（quick sepsis related organ failure assessment）[3]の項目である呼吸数，血圧，意識レベルについて気をつけましょう。qSOFA は集中治療室以外で敗血症を疑うためのツールで，

・呼吸数 $\geqq$ 22 回/分
・収縮期血圧 $\leqq$ 100 mmHg
・GCS $<$ 15 の意識変容がある

のうちの 2 項目を満たすかそれ以上の場合には敗血症が強く疑われます。

　敗血症からショックになっている場合には，一般病棟での対応は難しいため，HCU（高度治療室）や ICU（集中治療室）での入院加療が必要になります。

　敗血症では，培養を採取して 1 時間以内に抗菌薬投与をすることが求められます[3]。

　場合によって，患者さんを HCU や ICU に移動させて対応することもあります。バイタルサインの変化や乳酸値が 2 mmol/L を超えていないかなど注意をしていく必要があります。

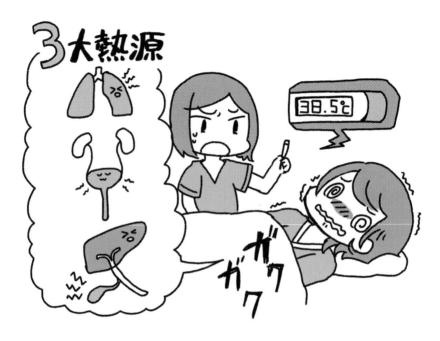

３大熱源をおさえよう！

「３大熱源ってなんだっけ？」という疑問もあるかと思います。答えは，呼吸器，尿路，肝胆道系になります。

呼吸器

咳痰が出ていないか？，呼吸数が増えていないか？，低酸素になっていないか？，などをチェックします。発熱と胸痛を主訴に来院する患者さんもいますし，咳や痰がなくて症状が熱しかない患者さんもいます。

尿路

排尿回数が増えていないか？，排尿時の痛みはないか？，カテーテルなど人工物が入っていないか？，などをチェックします。高齢の患者さんの場合は，体動困難，元気がない，意識が混濁しているなどの症状が尿路感染と関連していることもあります。

肝胆道系

腹痛がないか？，腹部の圧痛がないか？，黄疸がないか？，などをチェックします。

　また，入院中の患者さんでは，手術や手技に関連してイベントが起きることがあります。直前のイベントがないかをチェックすることも重要です。

　3大熱源に加えて頻度が高いのが，「皮膚・四肢」になります。「皮膚」では蜂窩織炎，「四肢」では偽痛風(特に膝関節に多い)の診断に至ることもあります。

　数ある熱源のなかで原因を絞っていくのはたいへんです。頭痛＋発熱で髄膜炎・脳炎，咽頭痛＋発熱で扁桃周囲膿瘍，咽後膿瘍，喉頭蓋炎，呼吸困難＋発熱で感染性心内膜炎，発熱＋胸痛で心外膜炎，肺炎，胸膜炎など，熱に加えてどのような症状があるか？，というのを大事にして鑑別診断を進めることがオススメです。

カテーテル類・最近の検査や手術

入院中の患者さんには，血管内，尿路，胸腔，腹腔など体内に人工物が入っている方が多いです。これらの感染や血流感染などを考えていく必要があります。「昨日胃瘻をつくった！」，「先週，消化管の手術をした！」，「先週，化学療法を受けた！」，などのイベントがあった場合には，関連性を考える必要があります。そのため，電子カルテを遡って，直近の記録を確認しておくことがオススメです[4]。

感染以外の原因は？

薬剤の副作用であったり，中毒によって発熱が起きることがあります。入院後には珍しいですが，環境の要因から高体温になることもあります。やはり，直近のイベントや環境に注意をしておくことが必要になります[4]。

ひとまずの対応は？

まずは，前述のように熱源を考えます。熱源を念頭におきながら頭から足先ま

131

で診察をしていきます。そして，血液培養，尿培養，痰培養などを進めていきます。最終的には，熱源を確定するために，超音波検査，CTなども必要に応じて検討していきます。いろいろと考えることがあるので，ぜひ一度，医師の診察を受けてほしいですよね。

発熱が長期間続いている場合

このような場合には，感染症であれば感染性心内膜炎，椎体炎，膿瘍形成（肝膿瘍，腎膿瘍など）も考える必要があります。カルテを確認して，発熱の期間を確認しておく必要がありますね。

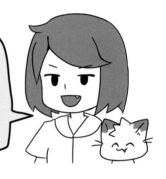

発熱しているときも……ですが，症状によって夜間せん妄を起こしやすい状態があります。転倒やベッドからの転落，脱衣，点滴やドレーン抜去などの異常行動がみられることもあるため，観察の強化や，一般病棟であれば，観察部屋に移動するなどの環境調整も検討します。

文献

1. 新型コロナウイルス感染症（COVID-19）　診療の手引き・第7.1版（https://www.mhlw.go.jp/content/000923423.pdf）．閲覧日：2022/4/19
2. Fernando SM, Tran A, Taljaard M, et al. Prognostic Accuracy of the Quick Sequential Organ Failure Assessment for Mortality in Patients With Suspected Infection : A Systematic Review and Meta-analysis. Ann Intern Med. 2018 ; 168 : 266-75. PMID：29404582
3. 日本集中治療医学会．日本版敗血症診療ガイドライン2020 The Japanese Clinical Practice Guidelines for Management of Sepsis and Septic Shock 2020（J-SSCG2020）．日集中医誌 2021 ; 28.
4. Calvello EJ, Theodosis C. Dangerous fever in the emergency department. Emerg Med Clin North Am. 2013 ; 31 : xv-xvi.　PMID：24176483

息が苦しい患者さんへの対応

Dr. 志賀

Aさんは75歳の一人暮らしの男性です。喘息で定期通院をされていました。ある冬の朝7時，救急隊によって「喘息で息が苦しい」とのことで搬送されてきました。

> 救急隊からの情報では，血圧196/110 mmHg，脈拍90回/分，SpO_2 75％室内気，呼吸数24回/分。聴診で両側の喘鳴あり。下肢の腫脹は認めない。

ヒトコト

気道緊急は超ダッシュ，人手を集めて対応しましょう。呼吸困難の患者さんのアプローチにて聴診器と超音波が役立ちます。

キーポイント
- 呼吸困難は，換気の需要が呼吸の機能を上回ったときに生じる
- 酸素の需要供給のミスマッチ，二酸化炭素の排出不全がその中心である
- 正常の呼吸機能をもった成人が呼吸困難の自覚をするには，かなりの換気の需要が必要となる。逆に，基礎に呼吸機能の低下のある患者では，少々の機能低下でも呼吸困難を感じることがある
- SpO_2 は呼吸困難の患者のアセスメントに必要であるが，二酸化炭素に関する情報がない

バイタルサインは友だち！

もちろん，SpO_2 がとても重要です。加えて，バルサインのパターンから，ある程度の病態の予測をすることは，呼吸困難の患者さんのアセスメントでも役

立ちます。「悪化しそうな患者さんにどうやって気づくか？」のものを復習してみましょう。

①高血圧＋頻脈⇒痛み，心不全，せん妄など
②低血圧＋頻脈⇒各種ショックなど
③低血圧＋徐脈⇒心原性ショック(房室ブロックなど)など
④発熱＋頻脈⇒敗血症性ショックなど
⑤高血圧＋徐脈⇒クッシング徴候(頭蓋内圧亢進)，AV ブロックなど

診察して本当に喘息でいいの？

呼吸困難の対応は落とし穴との戦いです。もちろん，救急隊からの事前情報で「喘息を疑う！」は，たいへん参考になります。ただ，「喘鳴」と思われた異常呼吸音がストライダー(吸気時の雑音)で，患者さんは緊急の外科的気道確保が必要な気道閉塞だった，ということも過去にはありました。患者さんや救急隊からの事前情報＝診断と考えると，落とし穴にはまることがあるので要注意です。

　今の流行から考えると，常に，COVID-19 感染を考えて行動する必要があります。そうなると，たいへんではありますが，陰圧ゾーンであったり，感染対応ゾーンにて N95 と PPE(個人防護具)での対応になるかと思います。感染対応をしながら，COVID-19 の PCR や抗原検査の提出はまず外せません。COVID-19 を考えるうえでは，ワクチン接種情報，咽頭痛，咳嗽，職場，同居家族，旅行，会食などの接触歴も重要です。

系統的なアプローチ vs. イルネススクリプト

呼吸困難の患者さんの診断のアプローチで系統的な問診・診察はとても有用です。喘息の患者さんならばいちばん最近の発作は？，入院歴は？，吸入薬を含めた処方歴が重要になります。喫煙歴の有無は，心疾患のリスク，COPD(慢性閉塞性肺疾患)のリスク，COVID-19 の悪化リスクになるので，とても重要になりますね。この患者さんでは，喘息の薬は 1 年程度処方されており，吸

入薬を含めてきちんと内服をしていました。やはり「喘息発作」が鑑別の上位に挙がります。

　若い痩せ型の男性であったり，肺疾患をもつ方の突然の呼吸困難の片側の呼吸音低下では気胸を，発熱・痰の増加・湿性ラ音があれば肺炎を，悪性腫瘍や低栄養のある患者さんの片側の呼吸音低下では胸水を考えます。また，顔面の蒼白，吐血や黒色便があれば貧血からの呼吸困難も考えねばなりません。それ以外にも，糖尿病の既往があったり，薬物の過量摂取があれば代謝性アシドーシスなどからの呼吸困難など，考えるべき鑑別は多岐にわたります。

　系統的なアプローチと対極にあるのがイルネススクリプト(パターン認識)によるアプローチです。この患者さんは「明け方」の，「高血圧を伴う」呼吸困難の患者さんでした。このプレゼンテーションはイルネススクリプトとしては，やはり喘息だけではなく，電撃肺水腫も考えないといけない病歴です。

身体所見

くちすぼめ呼吸をしているか？，ビア樽様の胸郭をしていないか？，呼吸筋を使っていないか？，などは COPD 急性増悪かどうかの参考になります。また，頸静脈怒張は心不全を疑う際に参考になります。慢性の下肢腫脹があるか，片側性の下肢腫脹があるかも心不全や肺塞栓を疑う際に参考になります。

超音波

今，多くの研修医の先生のもっているハンドブックを読むと〔私がチームで発刊している『当直ハンドブック』(中外医学社)でも〕，呼吸困難の患者さんには「肺超音波」を行うようにお勧めしています[1]。肋間にプローベ(セクター)を当てて，B ラインがないかを確かめます。B ラインが 3 〜 5 本認められれば，心不全の可能性が高まります。

OMI：酸素，モニター，静脈路確保

「急変時に集めておくべきもの」にもあるように，OMI という語呂合わせで覚

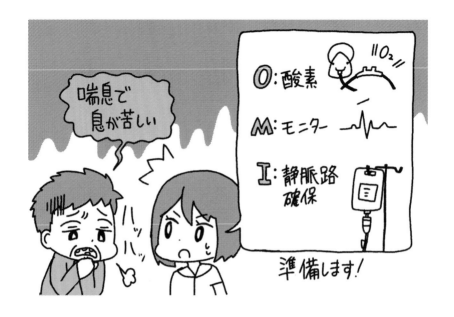

えると楽です。O：酸素，M：モニター，I：静脈路確保＋採血とそれぞれ対
応します。

　呼吸困難の患者さんは重症の可能性が高いので，さっと対応したいですね。
静脈路確保の際に血算，生化学，トロポニン，BNP（脳性ナトリウム利尿ペプ
チド）など血液検査も提出することが多いです[2]。次に，心筋梗塞や肺塞栓を
考えて，12誘導心電図をとっていきましょう。

Aさんの場合

明け方の高血圧，喘鳴，肺超音波でのBラインがあったため，今回の診断は
心不全の急性増悪（クリニカルシナリオ1）となりました。喘息はあったのでは
ないかと思いますが，NT-proBNP（N末端プロ脳性ナトリウム利尿ペプチド）
も5,000と上昇しており，降圧と非侵襲的陽圧換気（NIPPV）にて対応を開始
し，循環器内科に入院となりました。

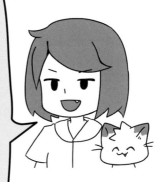

医師からの指示として，「SpO$_2$ 92%以下で O$_2$ 2L 開始，6L で Dr. Call」といった指示が出ていることがあります。とりあえず，息苦しいという訴えのいる患者さんがいたら侵襲のないサチュレーションモニターを使用すると思います。「息苦しいって言っているけれど SpO$_2$ 96%はあるな……。指示にひっかからないから」といった状況があります。「SpO$_2$ は 96%なんですけど，患者さんが息苦しいと訴えていて……」と当直医に連絡するのはどうでしょう？

この後，SpO$_2$ が低下する可能性があるものなのか，精神的なものなのか，発熱など他の症状が辛すぎて息苦しいと表現しているのか？，といった状況を把握することが大切になってきます。

文献

1. Lichtenstein DA, Mezière GA. Relevance of lung ultra sound in the diagnosis of acute respiratory failure : the BLUE protocol. Chest 2008 ; 134 : 117-25.　PMID：18403664
2. Le Jemtel TH, Padeletti M, Jelic S. Diagnostic and therapeutic challenges in patients with coexistent chronic obstructive pulmonary disease and chronic heart failure. J Am Coll Cardiol 2007 6 ; 49 : 171-80.　PMID：17222727

ショックの患者さんへの対応

Dr. 志賀

「先輩，たいへんです．10号室の田中さんの血圧が下がって，頻呼吸になっています！」

「え！　田中さんお昼はあんなに元気だったのに，なぜ？」

　こんなやりとりは，今日も病棟で繰り広げられているかと思います．

ヒトコト

ショックの対応でもOMI，エコーが重要です．人手が必要になるので，効果的なコミュニケーションに努めましょう．

> **キーポイント**
> ・OMI：酸素，モニター，静脈路確保
> ・ショック患者さんの分類のためにエコーを
> ・3つの「か」：「カルテ」，「体」，「家族」を忘れずに

OMIをいつも

ショックの患者さんでは，組織の低灌流が起きます(ご存じのように，ただ単に血圧が低いだけではショックではありません)．テキパキと動ける先輩は，ショックでも呼吸困難でも急変時に動ける型をもっています．まずはその型を実行して，それから病態を考えるようにしていきます．

　ショックの患者さんの対応では，輸液路をできれば2本確保することが望ましいです．片方には薬剤投与を，もう一方には輸液や輸血をすることが多いからです．輸液の確保の際には，後々のことを考えると，採血を一緒に行うのがオススメです．項目としては，末血，生化学(肝腎機能，電解質)，凝固，血液型，血液ガス，トロポニン・BNP(脳性ナトリウム利尿ペプチド)などを出せるようにしておくと，当直医とうまく連携できるかと思います．

　重症患者さんでは，循環不全となっているので酸素投与を開始することが多いです。リザーバーマスクなどを使って組織への酸素供給を増やしていきましょう。

　そして，モニターですね！　これもとても重要です。

4つのショック

ショックの4つの分型である「循環血液量減少性」，「心原性」，「閉塞性」，「分布性」の鑑別に身体所見と超音波を活用しましょう。

循環血液量減少性
●末梢循環↓（冷感あり）
●頸静脈↓（怒張なし）

出血や脱水などによって起きるショックです。輸液路を確保して，細胞外液の輸液を迅速に開始していきます。同時に，循環血液量の減少の原因を身体診察や超音波〔FAST（focused assessment with sonography for trauma），RUSH（rapid ultrasound for shock and hypotension）〕にて検索していきます[1]。

心原性
●末梢循環↓（冷感あり）
●頸静脈↑（怒張あり）

心収縮の低下によって起こるショックです。診察や心エコー検査にて診断がつきますが，当初は他のショックとの鑑別は容易ではないため，やはりOMIに従って対応をしていきます。

閉塞性
●末梢循環↓（冷感あり）
●頸静脈↑（怒張あり）

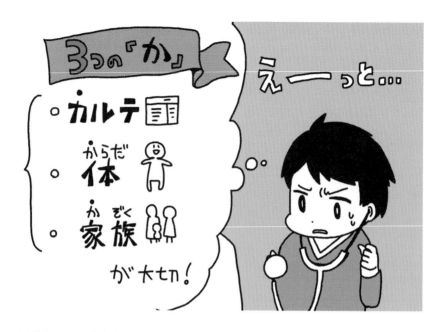

頻度としては高くないのですが，頻脈でショックであり，輸液に反応性がない場合や心エコーにて心収縮が極端に低下している場合に考えます。肺塞栓では，右室とIVCが拡大して，左室と右室が同じくらいの大きさになるなど，極端な拡張がみられます。

分布性
●末梢循環→(冷感なし)
●頸静脈↓(怒張なし)

アナフィラキシーショックや敗血症性ショックなどが代表選手です。末梢の血管は拡張していることもあり，冷感は認めません。また，血管の拡張から相対的に循環血液量が減少することになります。結果として，頸静脈は虚脱します。皮疹がみられる，発熱があるなど循環系に加えて，他のシステムの診察と心エコー検査が診断に重要になります。

3つの「か」：「カルテ」,「体」,「家族」を忘れずに

「体」全身の診察をすることによって，臨床医の頭に「患者さんの印象」が浮かぶので，基本を大切にする必要あります。頻呼吸でせん妄の患者さん，網状皮斑が出ている患者さん，冷や汗があり，苦悶様の患者さんなど，全体像がショックの病態の4つの分型のうちのどこに属すのか？，のヒントとなることがあります。また，NG(経鼻胃)チューブや直腸診で消化管出血のヒントが得られたり，蕁麻疹からアナフィラキシー，紫斑と紅斑から敗血症など，診察から得られる所見により鑑別診断が進みます。

　直近の手技，手術，検査，薬剤投与などがあれば，ショックになっている原因のヒントになるかもしれません。そのため「カルテ」を確認することがとても重要になります。電子カルテであれば，ノートPCをベッドサイドに移動させて，チームメンバーに情報を検索してもらうとよいでしょう。

　外来の対応であれば，ご家族から得られる情報がとても貴重です。

気管挿管

ショックの患者さんでは，ABC(A：気道，B：呼吸状態，C：循環)のうちCがすでに破綻しています。これに加えて，Bの呼吸の部分も破綻してしまうと，救命が困難になります。そのために，気管挿管を早期に行い，患者さんの呼吸努力を軽減し，組織の低灌流を改善するアプローチがとられることあります。救急カートや気道管理カートを近くに用意することができると，「夜のサバイバルのプロ」として信頼が上がります。

次は移動！

初期対応が終わったら，ICUへの移動のための連絡などの段取りをとり始める必要があります。受け入れ側の医師・看護師のタイミング，病棟側の医師・看護師のタイミング，移動のためのモニターや酸素，輸液ポンプの準備，患者さんの状態の再評価など，段取りをチームでうまくとれるといいですね。

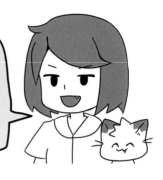

ショックの患者さんがいたら，検査へ行ったり薬剤を新たに投与したりと状況に応じて対応が変わっていきます。夜間は医師 1 人・看護師 1 人で対応することになる場合が多いため，他のスタッフは対応している看護師の多患者の対応を引き継いだり，検査時の移乗や処置の介助，材料の運搬などができるように連絡がとれるようにしておきます。

文献

1. 太田智行，西岡真樹子，中田典生，他．Focused ultrasound examination（的を絞った超音波検査）は日本で普及するか．日臨救急医会誌 2017；20：499-507.

患者さんの意識が急に悪くなった！

Dr. 志賀

「先輩！ 田中さんのベッドサイドにラウンドしたら，いびきをかいていて反応がありません！」
「え！ 昼は元気だったのに！ バイタルサインは？」
「血圧が220 / 110，脈が60 回/分，SpO$_2$ は90% RA，呼吸数は22 回/分です」
「脳卒中かもしれないですね！ OMI を確保しましょう！」

ヒトコト
急な意識障害は夜の勤務によくあるトラブルです。低血糖の除外，OMI の確保，医師への連絡を行ってチームで診断と治療につなげたいですね。

キーポイント
- まずは，低血糖，低酸素，ショック，などを除外していく
- 重症化する可能性が高いため，OMI を確保していく
- 瞳孔，眼振，共同偏視，異常反射，四肢麻痺など，身体所見から原因を考えていく
- バイタルサインの安定化，気道管理を行う
- 血液ガス，採血，CT・MRI を円滑に進めていく

DON'T

- D（dextrose：低血糖）
- O（oxygen：低酸素）
- N（naloxone：薬剤性）
- T（thiamine：ビタミン欠乏）

かつて使われていた語呂合わせです。現在は，血液ガスで，迅速に酸素分圧，

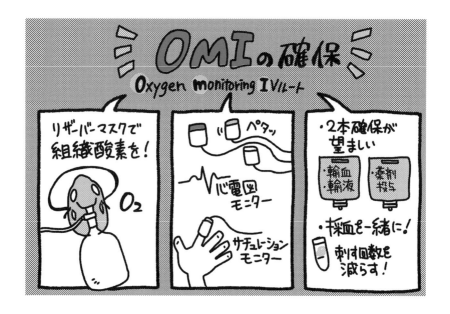

血糖，乳酸値，電解質，ヘモグロビンなどをみることができるようになりました。そのため，必ずしも，いきなりこれらを投与するということはありません。ただ，ベッドサイドでは参考になるので，意識障害の原因に，低血糖・高血糖，低酸素，薬剤性，ビタミン欠乏という要素があることは覚えておきましょう。

OMI

ショックの患者さんと同様に，輸液路をできれば2本確保することが望ましいです。片方には薬剤投与を，もう一方には輸液や輸血をすることが多いからです。輸液の確保の際には，後々のことを考えると，採血を一緒にしてしまうのがオススメです。項目としては，食の際と同様に，末血，生化学(肝腎機能，電解質)，凝固，血液型，血液ガス，トロポニン・BNP(脳性ナトリウム利尿ペプチド)などを出せるようにしておきます。加えて，アンモニアも参考になるのでお願いしたいです。

　意識障害の原因が低酸素の可能性もあるため，酸素投与を開始することが多

いです。リザーバーマスクなどを使って，組織への酸素供給を増やしていきましょう。

　そして，モニターですね！　これもとても重要です。

診察

バイタルサインにて高血圧やショックがないか？，低酸素がないか？，低体温・高体温がないか，など確認していきます。

●瞳孔
縮瞳や散瞳，瞳孔不同，対光反射の減弱などに注意します。
●眼球
共同偏視や眼振(特に垂直性)がないかを確認します。
●頭頸部
バトルサイン，パンダの目，など頭部外傷や頸椎損傷について確認します。
●四肢
左右の麻痺がないか？，除脳硬直・除皮質硬直がないか？，を確認します。
●反射
Babinski 反射など異常反射がないか？，反射の亢進・減弱がないか？，を確認します。
●胸腹部
大動脈解離に伴う心雑音，腹膜炎に伴う腹部所見などを確認します。

AIUEOTIPS[1]

みなさんのよくご存知の覚え方ですね。網羅的に意識障害の原因について考えることができます。

● A(alcohol：アルコール)
　(aortic dissection：大動脈解離)
● I〔insulin(hypo / hyper-glycemia)：低 / 高血糖〕

● U(uremia：尿毒症)
● E〔encephalopathy(hypertensive, hepatic)：高血圧症 / 肝性脳症〕
　〔endocrinopathy(adrenal, thyroid)：内分泌疾患〕
　〔electrolytes(hypoxia, CO intoxication)：電解質異常〕
● O(opiate or other overdose：薬物中毒)
　(decreased O_2：低酸素)
● T(trauma：外傷)
　〔temperature(hypo / hyper)：低 / 高体温〕
● I〔infection(CNS, sepsis, pulmonary)：感染症〕
● P(psychogenic：精神疾患)
　(porphyria：ポルフィリア)
● S(seizure, stroke, SAH：てんかん，脳卒中)
　(shock：ショック)
　(supplement：ビタミン欠乏)

気道確保

意識障害のある患者さんで，治療に抵抗が続く下記のような場合には，早期の気道確保が必要になります。
・酸素療法をしても重篤な低酸素が続く
・極端な徐呼吸
・持続する気道閉塞
・気道反射の欠落
・GCS(グラスゴーコーマスコア)8点以下

　頭蓋内圧の亢進を避けるために，迅速導入気管挿管(rapid sequence intubation：RSI)にて行います。鎮静と筋弛緩を十分に行うことで，円滑な気道管理が可能になります。薬剤はプロポフォールやミダゾラムなど頭蓋内圧に影響のないものを使っていきます。

採血

特に，動脈血ガス分析(ABG)を急ぎたいですね。現在，ABG の項目は，ガス分析に加えて，血糖値や電解質，乳酸値を測定しているものが多いです。低血糖，血清ナトリウム値の異常，血清カルシウム値の異常，敗血症やけいれんなどを示唆する乳酸値の上昇などが数分でわかります。

CT

特定の場合(たとえば，急性の意識障害の場合で低血糖が治療にて回復をした場合など)を除いて，頭部単純 CT を撮影することが多いです。くも膜下出血，各種脳出血，脳梗塞の early CT sign(早期虚血サイン)など CT から得られる情報は多いです。また，撮影時間が短いため，呼吸パターンやバイタルサインに若干の異常があったとしても，撮影中にモニターをしたり見守ったりすることによって，迅速に検査を終えることが可能です。

MRI

病歴，診察，血液検査を行っていっても意識障害の原因がはっきりしない場合には，MRI 撮影に望むことが多いです。CT での early sign などである程度わかることもありますが，小脳・脳幹などの後方循環であったり，タイミングが早い場合には，MRI でしか脳梗塞を同定できないことがあります。MRI では CT よりも，磁性体の問題でモニターが難しい，人工呼吸器を装着することが困難，撮影時間が長いなどの障害もあります。撮影に当たっては，MRI 自体のチェックリストに加えて，患者さんの状態を撮影に耐えるように準備する必要もあります。CT でもありますが，医療者が撮影中室内に入って観察することも検討する必要があります。ご家族には，撮影のベネフィットがリスクを上回ることを説明しておくことが必要です。

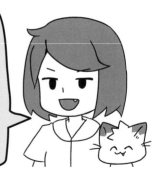

夜間は急性期や状態変化がなければ巡視のみで，患者さんも入眠しているため，意識障害がいつ起きたのかがわかがわかりづらく，朝になり，なかなか起きないことで意識障害だと判明するパターンが多いです。意識障害で起こることがあるいびき様呼吸も，夜間は意識しないとわからないこともあります。巡視により患者さんの入眠を妨げることは望ましくはありませんが，入院しているということは状態変化が起こる可能性はあるため，意識していくことが大切です。

文献

1. 卜部貴夫. シリーズ：内科医に必要な救急知識 意識障害. 日内会誌 2010；99：1082-9.

終末期の患者さん

Dr. 志賀

「○号室のＡさんの状態が悪化しています！」と，当直中に呼ばれて看護師とともに病室に行く経験は医師ならば必ず遭遇するものです。

「悪化時の意思表示は決まっていますか？」

「いえ……決まっていません」

「え？　ほんとですか？　かなり病状は進行していると思うのですが？」

　このようなやりとりは夜の勤務でよくあるものです。ぐっとストレスを感じますが，解決すべき状況ですので，みんなで考えていきましょう。

ヒトコト

夜の勤務で，突然緩和ケアが必要になることもあります。フレームワークを理解しておきましょう。

キーポイント

・患者さん本人の意志がいちばん重要である

・元気なときの患者さんの意志をご家族や関係者からうかがうようにする

・キーパーソンを大事にしつつも，なるべく多くのご家族や関係者の意見を集める

当直中の急変でも……

緩和ケアを始めるのに理想的な場面とは考えられませんが，実際には，夜間の外来対応や病棟当直の際に，突然緩和ケアの導入が必要になることは多いです。外来での対応に問題があったにせよ，危機介入を予測・計画できなかったにせよ，救急外来での対応が患者の経過を決定づける，きわめて重要なものとなる可能性があります。

　とにかく患者さんの病態を安定させるというのが当直の目標です。そして，

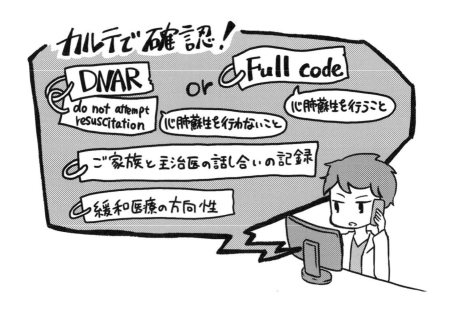

患者さんの安定に加えて，患者さんの目標を重視したケアをどうやって提供できるか？，という視点も重要になっています。そのため，当直医も終末期医療について学び，時間外の緩和ケアを向上させようという大きな動きがあります[1,2]。

理想的には……

- DNAR(do not attempt resuscitation：心肺蘇生を行わないこと)か Full code(心肺蘇生を行うこと)が決まっている
- ご家族と主治医との話し合いの記録がわかりやすく記載されている
- 緩和医療の方向性が決まっている

など，当直医が迷わないような事前の状況設定がほしいですね。ただ，実際には，上記のように理想的な状況になっていないこともあります。そのため，この項では，急に緩和医療が必要な場面に遭遇したらどうしたらよいか？，という視点で解説します。

　主治医のいるクリニックや病院が小規模のため，夜間休日の対応が困難で，急に主治医のいない急性期病院に搬送されることもあります。

　患者さんの目指す終末期のゴールが「なるべく自宅にいたい」，「高度な集中治療を望まない」などがはっきりしていても，「苦しむ親族をこのまま見ていられない」などというご家族の精神的苦痛のために，患者さんが救急外来に到着することもしばしばです。

予後を明確に伝えること

「最善を望み，最悪に備えよ！」という姿勢が大事になってきます。

● 何が臨床的な問題で，どのような転帰・予後が予想されるのか，臨床的な評価を説明する

　まずここから始めていきましょう。患者さん・ご家族と，再度「今の臨床的な問題と予後」を確認することが必要ですよね。

● 予後が悪いと，患者さんやご家族と話し合うことが難しい場合がある

　治癒不可能な過程であることを明確にします。「亡くなることは回避できないようです。私たちにできることは，患者さんが苦しまないように可能なことを協力して行うことです」。といったように，事実を冷静に伝えつつも，できることを協力して行う姿勢をお伝えしていきましょう。

ケアの目標を探索する

終末期の重要な時間を，患者さんとご家族にとって有意義なものにする必要があります。そのために，探索的な質問でケアの目標を引き出し，患者さんとご家族の主体的な意思表示を促していきます。

　「何を望んでおられますか？」

　「何を恐れていますか？」

　「今，あなたにとって大切なことは何ですか？」

　「避けたいことはありますか？」

　このような質問を探索的に提示していくことで，患者さんとご家族が，終末期にどのような目標・価値観をおもちなのかが明らかになります[3]。

言葉は注意深く選びましょう

終末期を迎えている患者さんとご家族の気持ちは穏やかでないことも多いです。悲しい気持ちでいるところに，医療職は言葉を選んで対応したいですね。
　「負担が増えるような治療を希望しない方向でよいですか？」
などとゆっくりとした口調でわかりやすく伝えていくことが望まれます。
　患者さんの最善の利益を重視し，終末期の患者さんのケアの目標を以下のように言葉を選びながら，患者さんとご家族と協力して設定していきます。
　「あなたの目標を達成するために，我々がどのようなお手伝いができるか，相談させてください」
　「私たちは，あなたにとって最善の目標に沿った治療を受けられるようにするためにここにいます」

患者さんの希望に沿った治療方針を決定する

前述のステップを経て，最終的には治療方針を決めていくことが必要になります。そのなかで段階的に方針をまとめるステップを解説します。

患者さんの目標をまとめる
「我々が理解したところでは，あなたの目標は〇〇です」
　患者さん・ご家族の希望は千差万別ですが，それぞれに合わせて方針をまとめます。それぞれによって理解度や価値観が違うので，しっかりと決める必要があります。終末期の価値観は決定的なケアの方針なので，文書に残す必要があります。

行動計画を開始する
　「この目標を達成するために，〇〇をしましょう」
　患者とご家族に自分の希望を主張するように促します。
　「あなたが受けている治療が，もう価値がない，十分でない，苦しみとなっていると感じるなら，いつでも治療計画を変更することができます」

意思表示

患者さんご本人＞ご家族の意志を大事にして，DNARかどうかを決定することが重要です。慎重に，段階的にお話をするなかで，「亡くなる」，「死」という言葉を使って，「はっきり」と終末期であることを患者さんご本人とご家族に伝えることが重要です。そのなかで，前述のような終末期の行動計画に従い，患者さんの「価値観」，「目標」に最大限沿った終末期を迎えることができることを目指しましょう。

優先順位

蘇生に関する意思表示で最も尊重されるべきものは，患者さんご本人の意思です。患者さんが話せるのであれば「今後悪化していくことが予想されること」，「いよいよ亡くなる可能性が高くなったときに，どこで，誰と，どのように死を迎えたいか？」，が大事になります。

会いたいご家族には会えているのか？

今はコロナ禍でたいへんですが，人生のとても大事な時期・時間です。なんとか工夫をして，面会の機会をつくってさしあげたいですよね。そのための手段について考えてみましょう。

動画

携帯電話やタブレットなどを使用することによって，動画を利用して面会をすることは可能です。院内のWi-Fi設備を利用したり，タブレットを導入したりして，オンライン面会を促進できたらよいですね。

防護衣を着用して

私の施設では，ご家族に感染のリスクを説明し，医療スタッフの指導のもとで防護衣着用で面会をしてもらうことも選択肢にしています。PPE(個人防護具)の在庫も増えてきた現在，医療職が付き添うことによって，PPE着用のもと

の面会も選択肢にできればと思います。

必ず間に合うかはわからない

何度も面会をできる機会をもつように努めることは大事です。もちろん，コロナウイルスなど感染症の蔓延期ですと，画面越しの面会であったり，短時間であったりするでしょう。だからこそ，医療職と家族で話し合い，さまざまな方法での面会を複数回できるように，よい解決策にたどり着けたらと思っています。

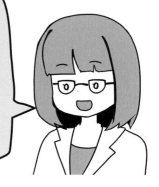

こういった状況は，お願いする立場としてもされる立場としても経験することになります。いざ，このときになっていきなり家族会議……では，患者さんのご家族も戸惑って当然でしょう。主治医（入院外来問わず）が普段から「もしものときにどうしたいか，ご本人から何かお話を聞いたことはありますか？」，「ご家族と一緒に，これからの生活をどう過ごしたいか，会議なさってもよいかもしれません」と提起しているかどうかで，ご家族の心のもちようがガラっと変わる場合もあります。

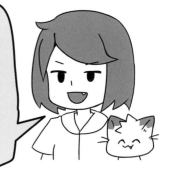

数日入院しましょうと言われた患者さんが，入院中に終末期に移行することがあります。その都度状態を伝えることができていることが望ましいのですが，医療者側からしてみればいつ死亡するかわからない状態でも，患者さん，家族が「今は具合が悪いだけで回復していく」と思っていて，家族といつのまにか解離が生じていることがあります。医療者側からしっかり終末期であることを伝え，家族が受け止められているかをスタッフ間で共有することが求められます。

文献

1. Quest TE, Asplin BR, Cairns CB, et al. Research priorities for palliative and end-of-life care in the emergency setting. Acad Emerg Med 2011 ; 18 : e70-6. PMID：21676052

2. Stone SC, Mohanty SA, Grudzen C, et al. Emergency department research in palliative care : challenges in recruitment. J Palliat Med 2009 ; 12 : 867-8. PMID：19807230

3. Chary AN, Naik AD, Ouchi K. It Takes Courage to Pause : Rapid Goals-of-Care Conversations in the Emergency Department. J Geriatr Emerg Med 2021 ; 2 : 4. PMID：35036995

患者さんがいなくなってしまった？

Dr. 志賀

「先生！　Aさんが病室からいなくなってしまいました！」
「どうしよう！　病棟のトイレや外来は探したの？」
　このような連絡を看護師さんからもらうことは，急性期の病院ではよくあることです。身体的，精神的に不安定であったり，酩酊している患者さんなどが運ばれ，入院するからです。

ヒトコト

「患者さんがいない！」というときにまれに大きなトラブルとなることがあります。院内のプロトコルを確認しておくことをお勧めします。

キーポイント
・患者が行方不明になったと考えるべき場合を特定する
・効果的でタイムリーな方法で適切な行動をとる
・捜索を行う際には，患者さんのリスクに応じて対処する
・必要に応じて，外部機関に関与してもらう
・行方不明になった患者さんの親族に，できるだけ早く情報を提供する

まずは院内他部署を捜索する

患者さんがいなくなった際には，診療チームで迅速に情報を共有します。また，院内に患者捜索のフローがあることが多いので，「夜間帯」当直看護責任者，院長代行医師，事務責任者に共有をして，無断離院のフローにのっとって対応します（図2）。その後，トイレや院内の複数の出入り口などを手分けして捜索することが重要になります。時間が経過してしまえば，どんどん当初の場所から離れてしまうため，注意が必要です。
　その際に重要なのは患者さんの情報です。具体的には「病棟名・患者名・性

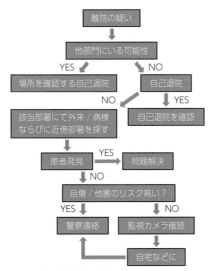

図2　無断離院の際の対応フロー

別・年齢・特徴・衣類等・患者最終確認時間」などの情報を提供し，捜索の協力を得るようにします。

患者さんのリスクは？

捜索と同時に，リーダーは患者さんのリスクについて考える必要があります。この場合のリスクとは，せん妄のリスクであったり，自傷行為のリスクになります。リスクが高い場合は早めに警察やご家族に連絡する必要があります。

上司に連絡するタイミング

病棟内，外来内の決まった捜索場所を捜索しても患者さんがみつからない場合には，早めに上司に相談するべきでしょう。昼間であれば，看護師長や医師の部門長，夜であれば，当直看護責任者，院長代行医師になります。図2のように，院内でどのように連絡体制をとるのかを具体的に決定していることが重要になります。

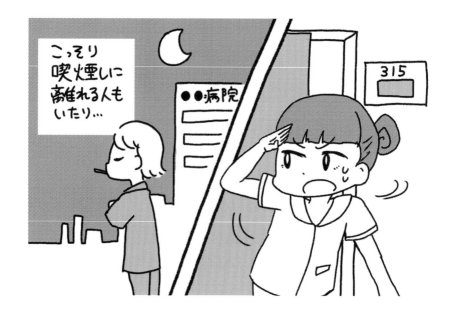

ご家族に連絡する

多くの患者さんは院内を出た後の行き先として，自宅に帰るという選択をします。そのため，自宅への連絡はご家族に患者さんを捜索中であることを伝えると同時に安否確認にもなるため，早い段階で行うべきでしょう。逆に，遅くなってしまうと，信頼関係が崩れる要因になるため注意が必要です。

警察に連絡する

「30分，院内を捜索したら，事務部門から連絡する」など，あらかじめ決めておく必要があります。警察への連絡は職員にとって心理的な負担も大きいものです。ただ，患者さんの離院から時間が経ってしまえば危険性が高まってしまいますので，事前に文書化し，共有しておいて遅滞なく連絡をしていく必要があります。

監視カメラの活用

監視カメラ映像（たとえば，中央監視室にあるカメラ）を確認し，院内外の所在の有無を把握してきます。人手の多い日勤帯の対応と，人手の少ない夜勤帯の対応をきちんと分けておくことが重要です。たとえば，日勤帯は「総務課渉外担当または安全管理室スタッフと，当該部署のスタッフで確認，ご家族・知人に連絡し，捜索の協力を得る」などです。夜の場合には，病院の防災センターに警備と建物管理の方がいらっしゃることが多いです。さらに事務職，看護職，院長代行・当直医などでマニュアルに基づいて，監視カメラの映像を確認する担当者と周囲を捜索する担当者に分かれて捜索を続けていきます。発見した場合は病院への連絡を依頼します。

患者さんがみつかったら

患者さんがみつかったら，院内・警察・ご家族とすみやかに情報を共有する必要があります。また，患者さんに外傷がないか，内因性の異常が起きていないかを再度評価して，病室へ移動していくことになります。

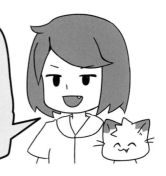

患者さんがいなくなる可能性がある場合，離床センサーを利用したりナースステーションに近い部屋に移動したりして，行動観察を行ったりします。また，本来の使い方ではないのですが，モニター心電図を携帯してもらっている患者さんでは，一定の距離から離れるとモニター波形の電波がナースステーションに入らないため，早期に気づくことができ，捜索し，発見できたことがあります。

文献

1. ⑭無断離院対応フローチャート．In：東京医科大学茨城医療センター．2019年度安全管理マニュアル（https://ksm.tokyo-med.ac.jp/_userdata/images/_pdf/shoukai/anzen/manual_2-14.pdf）．閲覧：2022年4月

2. Yeovil District Hospital, NHS Foundation Trust. Missing Patient Procedure（https://www.yeovilhospital.co.uk/wp-content/uploads/2016/01/Missing-Patient-Procedure-V3.0-1.pdf）．閲覧：2022 年 4 月

怒っている患者さんにどうやって対応する？
夜は人員も少なくて大変なのに……

Dr. 志賀

後輩：「先輩！　待ち合いの患者さんが怒っています！」

私：「いかがされましたか？」（…トホホ，怒っている人の対応って苦手だなあ…）

患者さん：「いったい CT 撮ってからどれくらい待たされるんだ！　夜も遅いのに！」

私：「お待たせしてすいません」

患者さん：「そうだよ！どれだけ待ったと思うんだ！」

ヒトコト
ちょっと大変だけど，患者さんやご家族の感情を受け止めてから，会話をスタートしよう。

キーポイント
- 怒りの原因について情報収集・考察しよう
- 避けるべき行動を知っておこう
- ある程度の対応の方法を知っておこう

怒っている患者さんの対応が得意だと言う人がいたら，私も尊敬します。原則を知って，場数を踏むことでなんとか対応はできるようになるものの，感情をぶつけられて平然としていることは簡単ではありません。

　ということで，ここでは，怒っている患者さんの対応について考えます。原則を知ってなんとか対応したいですね。

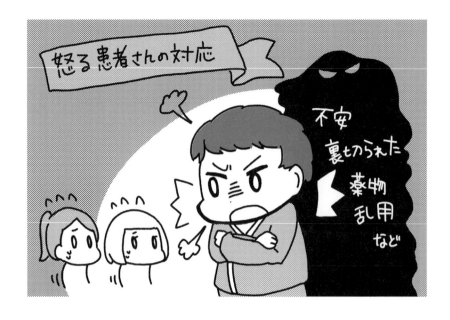

怒りの原因は？

まずは怒りの原因について情報を収集して，「何が原因なのか？」について考えるようにしましょう。

よくある怒りの原因のリスト[1]
・不安など
・診察までの待ち時間が長い
・末期がんや予期せぬ死・重症など，悪い知らせを受けたこと
・診断や治療が遅れていると感じられる
・選択の余地がないと感じられる
・期待が裏切られた
・患者さんの要因：人格障害，薬物乱用，アルコール依存，離脱症状など

　怒りは二次感情と呼ばれていて，「不安」，「辛さ」，「尊厳をもって接してもらえない」などの一次感情をもとに起こってくるものです。怒っている人の怒

りの原因について考えながら，対応していきたいですね[2]。

DON'T

まずは，DON'T，つまりやってはいけない対応項目のリストを確認しましょう。怒っている人に油を注いで，怒りの炎が大きくなるのを避けたいですよね。

避けるべき行動リスト
・患者さんやご家族の暴言を遮る
・無礼な患者さんに，無礼な言葉で注意する
・患者さんに後ろから話しかける
・資格や能力を疑われたときに，医療職が怒ること
・患者さんの解釈にすぐに異議を唱え，その反応について批判する
・「私たちはベストを尽くしています」，「私たちがどれだけ努力してきたか，わかっていないのですか？」などの防衛的な反応をする
・患者に触れてなだめようとする

　怒っている患者さんの感情をぶつけられた際に，こちらも「ムー，なんということだ！」と一緒に怒ってしまいたくなるのが自然な感情だと思います。ただそこで，「なんで怒っているのだろう！」，「あ！　ここで怒ってしまったら，さらに泥沼だ！」などと，一歩立ち止まれるかどうかが，その後の診療の大きな分かれ道になります。

オススメの対応

まずは自分や仲間の安全を確保しておくことが必要になります。そのために，
・複数の職員で対応する
・時間経過や事実確認をしておく
・場面を設定する(個室での対応もありますが，あえて広いスペースというのも選択肢)

・安全な距離を保つ：近すぎず，遠すぎず
などを大事にしましょう。

　準備ができたら下記のような点に注意しながら話をしていきましょう[1, 2]。
・冷静で穏やかで，落ち着いている
・怒りを不安や過敏な行動と勘違いしない
・適切な場合には，正当性を認める
・アイコンタクトや頷きなど，積極的に耳を傾ける
・オープンな質問を行う。たとえば，「何がそうさせるのですか？」など
・怒りの理由を探り，怒りの焦点を特定する
・診断，検査，治療の不完全さを認める
・適切であれば，謝罪する
・合併症があった場合，合併症の治療の選択肢を説明する

　いちばん大事なのは，まず互いに座って（斜めが一般的に推奨されています），患者さんの話を聞いて，怒っている状態を受け止めることです。また，患者さんがとても怒っていて襲われそうな不安があるときは，自分の背中側に逃げ道を残して立ったままがいいそうです。足は肩幅にしておきます。腕はやんわりくんでおいてつかまれたらバンザイのように広げながら払い除けます。これは，結構しんどいことですが，まずは怒りの感情をある程度吐き出してもらわないと，次に進むことができません。ただ，結構辛い時間なので，仲間と一緒に対応することが重要です。
　こちらに問題がある点は謝罪してよいのですが，「誠意をみせろ」，「金銭面の保証が欲しい」，「上司を連れてこい」，「土下座をしろ」などのような要求について，「すいません，すいません」とひたすら謝る必要はありません。これらの強要は逆に，医療機関の妨害とも考えられるからです。
　なかなか，どこまで受けて引くのか？，という線引きがとても難しく，一律の正解がありません。そのため，経験のある医療職と一緒に対応することが必要です。経験に基づくノウハウにのっとって対応してもうまくいかない場合もあります。その場合には，しばらく時間をあけて，また対応するということも，互いのために重要です。繰り返しになりますが「受け入れて，ともに解決

案を考えよう！」という姿勢が最も大事な点です。

怒りの予防のために気をつけるべきポイント

ところで，患者さんが怒る前に予防できたらとてもいいですよね。患者さんやご家族はいきなり怒るのではなくて，怒りを爆発させる前に警鐘となるようなサインを出していることが多いです。そのため，コントロール不能になる前に，気づいていくことが大事です。

怒り始めのサインのリスト
●声
突然遅くなる，小さくなる，大きくなる，騒がしくなる，乱暴になる。
●顔・表情
目を合わせない，顔をしかめる，顔が赤い，目が赤くなる
●身体面
近づきすぎる。前のめりになる。突然の上肢の脅迫的・攻撃的な動き。
　医師，看護師，事務部門などで，これらのサインについて共有をしておき，怒りの予防に務めることができると働きやすい職場になります。

待ち時間対策

怒りの原因としてよくあるのが，待ち時間が長くて「不安である」，「辛い」ということがあります。これについては，個人の医療職が対応するのではなく，部門でできることがあります。
　待ち時間が辛いのは「どれくらい待つのかわからない」，「待っている間に別なことができない」，「待っている間，結果について思案して不安になる」などがあるかと思います。そのため，部門として下記のように対策をすることをお勧めします。

・1時間待ちなど表示をする
・テレビを放映する

・雑誌や本を置いておく

・Wi-Fi が利用できるようにする

・救急車が搬送された際に表示されるようにする

　また，各医療職が「今日の受診の流れ・所要時間」，「考えられる鑑別診断」，「入院の可能性」などについて，患者さんとご家族にお伝えすると不安がやわらぎます。さらに，携帯電話など連絡先を教えてもらい，院内のお手洗いやコンビニエンスストア・自動販売機の場所をお伝えすると，待ち時間をより安心して過ごしていただくことができます。結果として，怒りを抱えた患者さんやご家族が減っていきます。

　なかなか辛い怒りへの対策ですが，なんとかコツを知り，チームで対応をすることで乗り越えて行きたいですね。

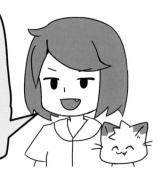

怒っている患者さんがいたら，私たちはとても困ったり辛くなります。状況にもよるのですが「怒るほどに〜なのですね」と怒っている，大声を出しているなどこちらが困っている状況について言語化します。大声を出す，暴言を出すなど無意識に表出している場合があるので，状況を伝えることで落ち着くことがあります。また，怒っている患者の対応をした後は自分を責めてしまうことがあるので，他のスタッフはフォローを入れるのを忘れないようにしましょう。

文献

1. Vishwanathan K. Dealing with angry and aggressive patients. BMJ 2006 ; 333 : s64.

2. Sato K, Kodama Y. Nurses' educational needs when dealing with aggression from patients and their families : a mixed-methods study. BMJ Open 2021 ; 11 : e041711.　PMID：33452194

索引

和文索引

■表紙装丁：ソルティフロッグ デザインスタジオ（サトウヒロシ）
　本文イラスト：かげ

夜の勤務のサバイバル　　　　　定価：本体 2,600 円＋税

2023 年 3 月 17 日発行　第 1 版第 1 刷 ©

著　者　志賀　隆（しが　たかし）
　　　　伊田　瞳（いだ　ひとみ）
　　　　かげ

発行者　株式会社　メディカル・サイエンス・インターナショナル

　　　　代表取締役　金子　浩平
　　　　東京都文京区本郷 1 - 28 - 36
　　　　郵便番号 113 - 0033　電話(03)5804 - 6050

印刷：双文社印刷

ISBN　978 - 4 - 8157 - 3067 - 3　C3047